AF532874

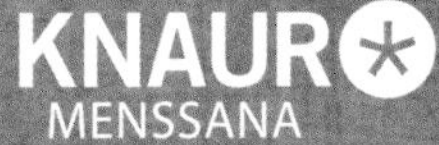
KNAUR
MENSSANA

Matthias Opdenhövel, Mariam Younossi

Pilates für Männer

»Alles, nur kein Pillepalle«
Muskelaufbau, Stabilität, Prävention

Mit Fotos von Thomas Leidig

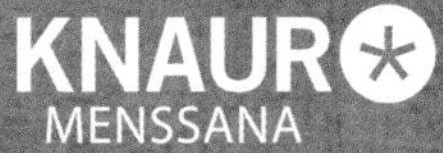

Besuchen Sie uns im Internet:
www.knaur.de

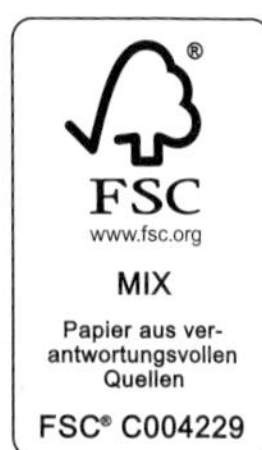

Ein Imprint der Verlagsgruppe Droemer Knaur GmbH & Co. KG, München

Redaktion: Anke Schenker
Covergestaltung: ZERO Werbeagentur, München
Coverabbildung: Thomas Leidig
Innenteilfotos: Thomas Leidig, Hintergründe: Shutterstock.com
Layout und Satz: atelier-sanna.com, München
Druck und Bindung: Uhl, Radolfzell
ISBN 978-3-426-67568-7

5 4 3 2 1

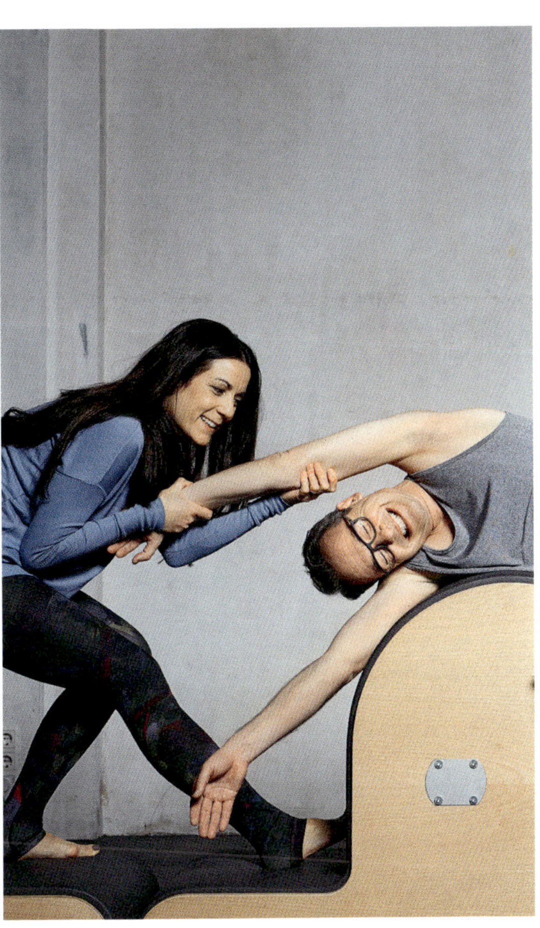

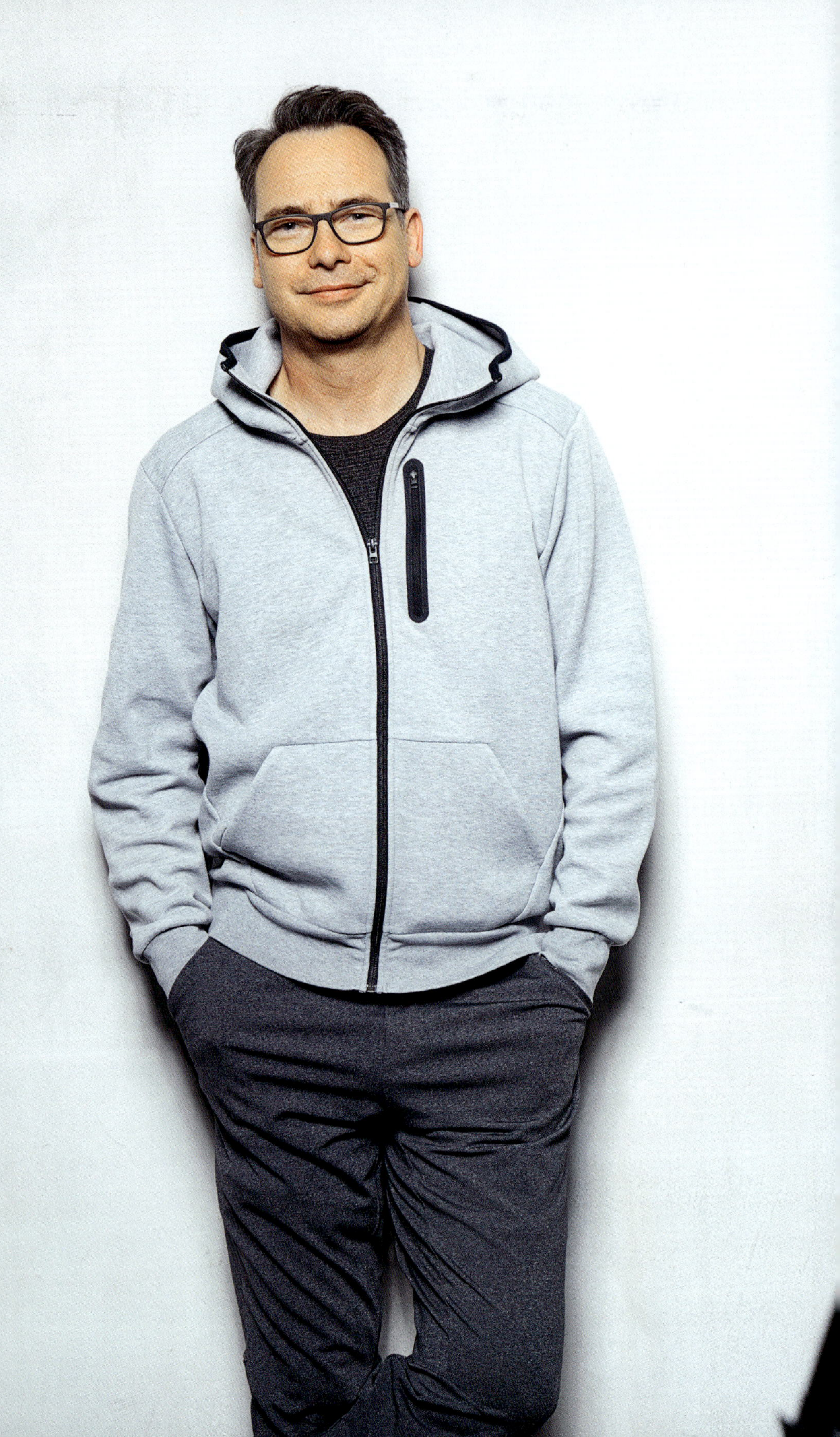

»Pilates ist kein Pillepalle«

1

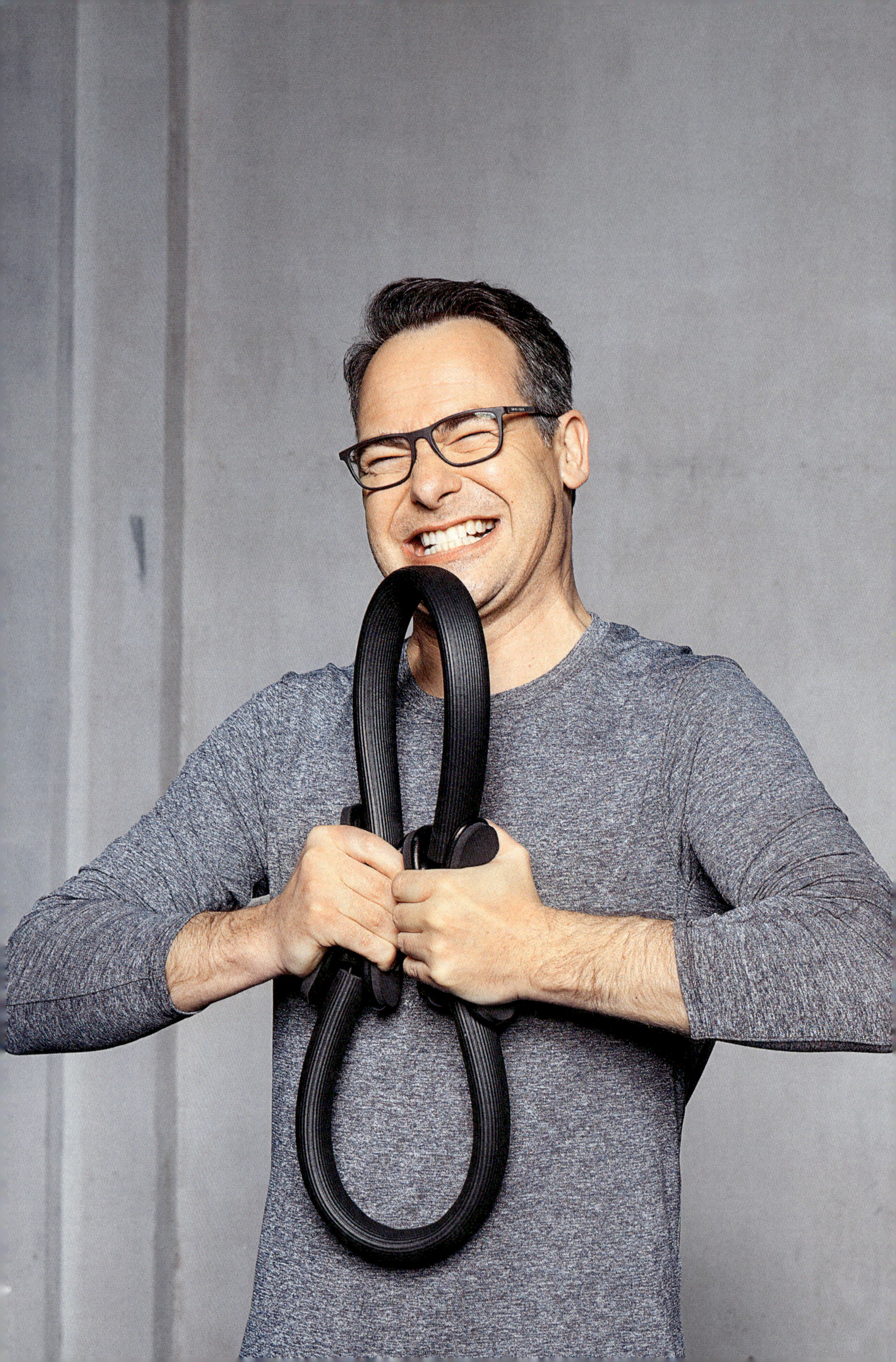

»Du machst Pilates ...?«

Die Reaktionen waren immer wieder dieselben. Die Leute waren überrascht, woher mein Muskelkater kam. Die meisten sogar irritiert. »Das machen doch nur gelangweilte Frauen.« Jaja, die üblichen Klischees: Wenn man nicht weiß, was man mit seiner Zeit anfangen soll, wird man entweder Schmuckdesignerin oder bringt eine Pilates-DVD auf den Markt. Ich habe früher selbst nicht viel anders gedacht.

Für mich war Sport eigentlich erst immer dann Sport, wenn ein Ball im Spiel war. Fußball, Tennis, Golf, alles her damit. Skifahren, Snowboarden, Radfahren gerne und oft. Das dann sogar ausnahmsweise ohne Ball. Schon als kleiner Junge trieb ich viel Sport. Meine Oma strickte mir den ersten Fußball. Ich konnte gerade laufen und habe immer gerollte Socken durch die Gegend gebolzt. Bei jedem Schuss sind die aber auseinandergeflogen und ich war – ohne mich großartig artikulieren zu können – wohl etwas ungehalten deswegen. Also strickte mir meine Oma einen kleinen Fußball, und den habe ich durchs Haus gepölt und war glücklich.

Später begann meine große Tennisleidenschaft und nach enormer Skepsis habe ich irgendwann auch mal mit Golfspielen angefangen, erst ähnlich zurückhaltend, wie es beim Pilates war. Warum soll man mit 35 Jahren schon Golf spielen? Lass uns doch richtigen Sport machen. Dann habe ich auf einer Driving Range einen Eimer Bälle weggehauen und war latent süchtig.

Für mich gab es Sport immer nur als Competition. Wer gewinnt? Wer ist schneller? Wer schlägt weiter? Das habe ich mit dem Kollegen Raab gemeinsam. Wenn wir uns ab und zu auf dem Tennisplatz treffen oder beim Skifahren, muss immer ein Match zwischen uns her. Ich liebe das.

Irgendwann habe ich dann die 40 Jahre geknackt und merkte, wie sich mein Körper langsam veränderte. Als Jugendlicher hatte ich nie Probleme mit meinem Gewicht. Im Gegenteil. Ich war immer eher ein »Lauch« – würde mein Sohn heute sagen. Außerdem besaß ich einen guten Stoffwechsel, war ständig draußen, habe den ganzen Tag nur Fußball oder Tennis gespielt. Auf dem Gymnasium hatte ich Sport-

Leistungskurs im Abi und stand konditionell gut im Saft.

Das sah einige Jahre später anders aus. Jobbedingt wurde die Sportfrequenz deutlich weniger, und viel Bewegung fand eigentlich nur noch im Urlaub statt. Das hatte seinen Preis. Plötzlich hatte ich »Rücken«, die Zipperlein wurden mehr, und immer häufiger traten Sportverletzungen auf. Und ich bekam einen Bauch. Wo kam der denn bitte her? Ich machte mehr Ausdauersport, um die Plauze wegzukriegen, aber das allein war für mich nicht die Lösung. Wenn man viel joggt, was ich persönlich eh sehr langweilig finde, muss man einen guten Bandapparat haben, sonst holt man sich andauernd lästige Verletzungen. Mein Körper brauchte einen Reset. Und da kam Pilates ins Spiel.

Meine Frau geht schon einige Jahre in ein Pilates-Studio, und als ich mal wieder mit einem krummen Rücken wie ein Fragezeichen von einem Langstreckenflug zurückkam, gab sie mir den Tipp: »Geh doch mal zu Mariam. Die gibt auch Einzeltraining.« Sie wusste genau, dass man mich nur so überreden konnte. Zusammen in einer Gruppe, wo jeder aus seinem Körper eine Brezel formen kann, wollte ich mich nicht blamieren. Schön hinter verschlossenen Türen anfangen und erst mal gucken, was überhaupt so geht.

Und dann war es irgendwann so weit. Eine volle Stunde, und ich war begeistert. Nicht von mir, denn man merkte deutlich, wie unbeweglich ich geworden war oder vielleicht schon immer gewesen bin. Aber mir tat danach alles weh. Der Muskelkater am Tag danach war die Hölle. Ich hatte Schmerzen an Stellen, von denen ich gar nicht wusste, dass dort überhaupt Nervenstränge durchlaufen. Aber es tat trotzdem gut. Mariam hatte auch sofort die richtige Ansprache. Sie weiß natürlich, dass Männer anatomisch bedingt eine ganz andere Beweglichkeit haben als Frauen. Aber sie pushte mich und trieb mich an. Von da an versuchten wir einmal die Woche bei ihr im Studio zu trainieren.

Das ist jetzt fünf Jahre her, und ich habe nicht eine Stunde bereut. Im Gegenteil. Mein ganzes Körpergefühl hat sich positiv verändert. Außerdem bin ich viel beweglicher geworden. Der ganze Bewegungsradius meines Körpers hat sich vergrößert. Das hilft bei einer Tennisvorhand genauso wie bei einem Golfabschlag. Weiterer Vorteil: Ich habe keine Sportverletzungen mehr. Durch das intensive Dehnen und Stretchen sind meine Muskeln geschmeidiger und länger geworden. Ich habe mit Pilates einfach die perfekte Trainingsmethode gefunden. Ich fühle mich fit, und es tut mir einfach gut.

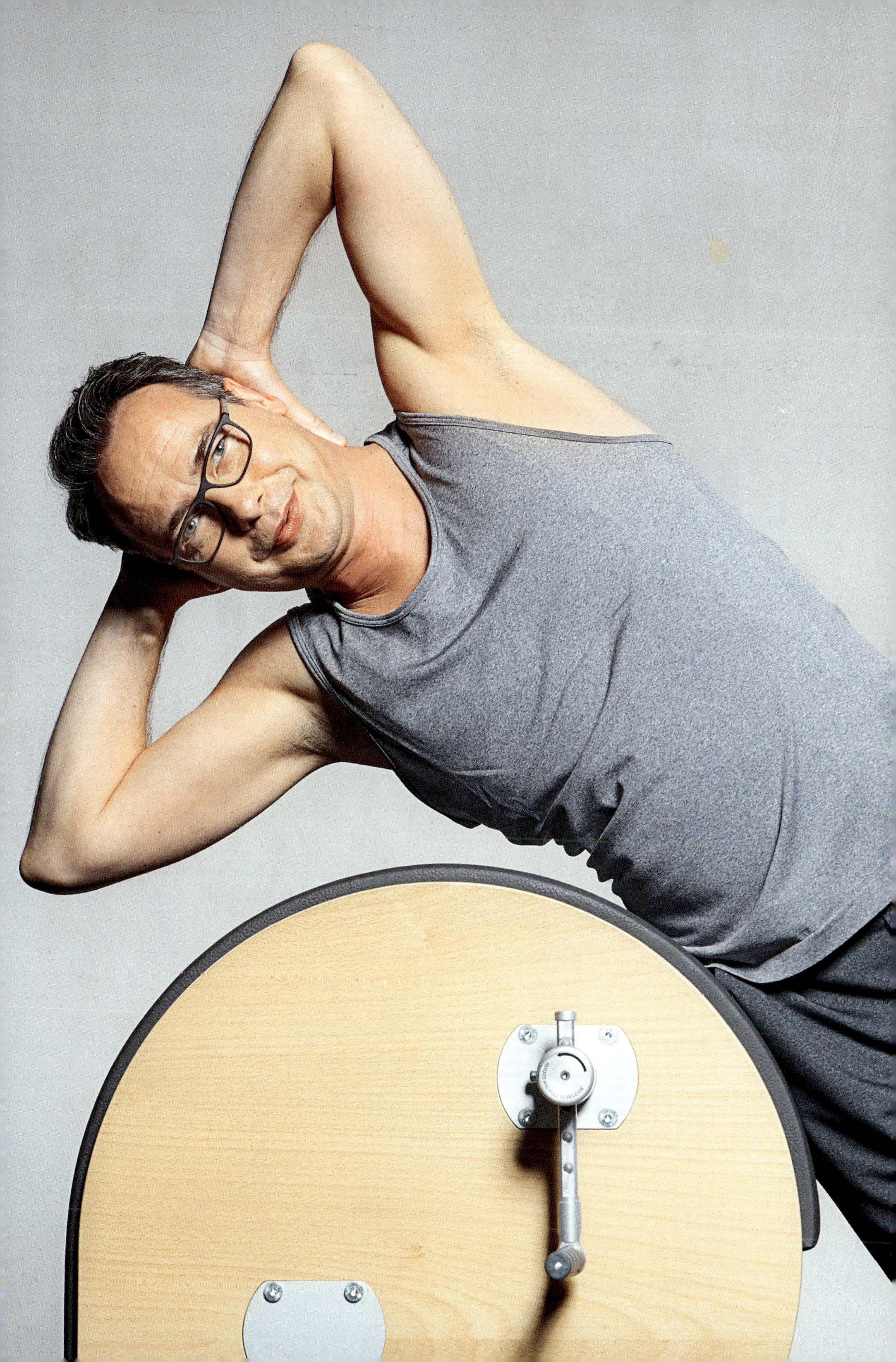

Warum das Buch?

Gute Frage. Ich wollte zum einen meine positiven Erfahrungen teilen, zum anderen war es latente Wut. Mariam und ich haben uns immer wieder aufgeregt, welchen Ruf Pilates bei vielen Menschen hat. Gerade bei Männern. »Pilates? Haha, das ist doch Pillepalle!« – »Glaubst du? Dann probier's doch mal aus.« Dieser Dialog hat dutzendmal in meinem Bekanntenkreis stattgefunden. Viele meinen, Pilates ist ein reiner Mattensport. So was wie Yoga, nur längst nicht so hip. Völlig falsch. Pilates ist ursprünglich für Geräte erfunden worden. Joe Pilates war ein Boxer aus dem Rheinland. Und seinen ersten Reformer hat er aus Feldbetten zusammengeschweißt.

Mir hat die Arbeit an den Geräten sofort Spaß gemacht. Auf einem Reformer oder am Cadillac werden Bewegungsabläufe wie in Zeitlupe trainiert, die man in anderen Sportarten im Schnelldurchlauf absolvieren muss. So können auch tiefer liegende Muskeln viel intensiver trainiert werden. Es sind die langen Muskeln, die beim Pilates im Fokus stehen. Ganze Bewegungsabläufe, die für eine effizientere Koordination sorgen. Wer auf dicke Muskeln steht und sich beim Eisenbiegen im Pumper-Studio Beulenpest an den Armen und Beinen holen will, für den ist Pilates nichts. Der würde auch sicher nicht eine dieser Übungen schaffen, weil seine Muskeln total verkürzt sind und er wie ein Velociraptor mit kurzen Ärmchen durch die Gegend läuft. Ich habe aber vor, mit 70 Jahren noch mit meinen Enkeln zu kicken, Tennis zu spielen oder über die Skipiste zu schwingen. Deshalb habe ich mich für die nachhaltige Fitnessmethode Pilates entschieden.

Seit 2004, als Jürgen Klinsmann die Fußballnationalmannschaft übernommen hatte, sind Übungen, die aus dem Pilates kommen, zum Pflichtprogramm für Profis geworden. Was haben die Leute über die Gummibänder gelacht, mit denen die Spieler über den Platz watschelten. Heute lacht keiner mehr. Denn alle wissen, dass eine stabile Rumpfmuskulatur für Profisportler das Wichtigste ist. Aber auch für jeden anderen Menschen. Das ist das Kraftzentrum für alles, und das steht gerade beim Pilates immer im Mittelpunkt. Auch durch die richtige Atmung.

Viele Fußballer haben inzwischen ihren eigenen Reformer zu Hause stehen und trainieren in der Freizeit darauf. Zum Beispiel Cristiano Ronaldo, den viele für einen eitlen Pfau halten, der permanent breitbeinig durch die Gegend läuft, als würde er gerade einen Freistoß schießen wollen. Natürlich würde er auf eine einsame Insel wahrscheinlich seinen Spiegel mitnehmen, aber er ist auch einer der fleißigsten Fußballspieler, die es gibt. Das weiß ich von seinen ehemaligen und aktuellen Mitspielern – wie Christoph

Metzelder und Toni Kroos. Ronaldo ist der Erste in der Kabine und auch der Letzte. Und zu Hause wird sich noch auf den Reformer geschwungen oder wahlweise in einen Sauerstofftank gelegt, um die Regeneration zu fördern.

Es gibt kaum einen Basketballprofi in der NBA, der kein Pilates macht. LeBron James, Dirk Nowitzki, all die Jungs, die weit über zwei Meter groß sind, brauchen enorme Beweglichkeit und Körperkoordination. Wie willst du die trainieren mit über 100 kg? Am besten mit dem eigenen Körpergewicht und Federspannung. Ohne Pilates säße Tiger Woods schon längst im Rollstuhl. Unzählige Rückenoperationen haben ihn fast zum Sportinvaliden gemacht. Jetzt ist er wieder auf Tour, und sein Comeback wird immer erfolgreicher. Wer sich schon immer gefragt hat, warum die Skispringer so beweglich sind, dass sie beim Warmmachen ihre Beine hinter die Ohren legen können: durch Pilates. Kein Profisportler auf diesem Planeten kommt ohne diese Stabilitätsübungen aus. Aber kaum einer weiß das.

Den letzten Motivationstropfen für dieses Buch tankte ich in einem großen Kölner Buchladen. Ich wollte mich erkundigen, welche Pilates-Bücher es auf dem Markt gibt. Ich schlenderte durch die große Sportbücher-Abteilung und fand Lektüre über alles Mögliche. Auch über die exotischsten Sportarten. Aber unter dem Buchstaben P stand nur »Pferdesport« und »Prellball«.

»Entschuldigung, haben Sie keine Pilates-Bücher?«

»Doch, klar«, kam die freundliche Antwort, »aber die stehen nicht bei Sport, die finden Sie neben ›Meditation‹ und ›Autogenes Training‹. Ein Stockwerk tiefer.«

Da war mir klar: Das muss sich ändern!

Pilates – was Mann wissen muss

Ich arbeite seit 15 Jahren als Pilates-Trainerin. Von Anfang an kamen Männer zum Training. Meistens wurden sie von ihren Frauen geschickt. Nach dem Motto: »MANN, du wirst unbeweglicher, du warst auch mal knackiger, und dein Po wird immer platter. Geh mal zu Mariam, die macht das schon.«

Das hat sich in den letzten Jahren geändert. Männer aller Altersklassen, von Megasportskanonen bis zu komplett eingerosteten Bürohengsten, kommen aus freien Stücken zu mir – einfach nur weil sie was für sich tun möchten und erkannt haben, dass Pilates weder männlich noch weiblich ist, sondern eine geniale Methode, um den ganzen Körper zu trainieren.

Nicht nur Profisportler wie der Triathlet Jan Frodeno oder NBA Basketball-Legende LeBron James schwören auf die Pilates-Technik als Ergänzung zu ihrem täglichen Trainingsplan. Viele Freizeitsportler nutzen Pilates als Ausgleich zu ihrem Ausdauersport, denn Pilates ist eine Art Cross-Training (nicht zu verwechseln mit CrossFit). Durch die gleichmäßige Kräftigung und Dehnung möglichst vieler Muskelgruppen wird eine breite sportliche Grundlage geschaffen. Berufsspezifische oder sportspezifische Disbalancen werden erkannt und bearbeitet. Dieses Training ist allerdings mehr als eine zufällige Aneinanderreihung von Übungen. Es stecken Bewegungsprinzipien dahinter, die dabei helfen, die Qualität eines Bewegungsablaufs zu verbessern. Durch die bewusste Konzentration da rauf steuert man Körper und Geist an, was wiederum Stress abbaut. Und das Allerbeste: Pilates ist für jedermann.

Dieses Buch ist auf dem Trainingsplan von Matthias Opdenhövel aufgebaut. Wir trainierten von Anfang an fast ausschließlich auf den Pilates-Geräten. Die »to go«-Übungen auf den Matten haben sich als adäquater Ersatz bewährt für den nicht seltenen Fall, dass er unterwegs ist.

Joseph Pilates hat das Mattentraining, das wie im »Zirkel«-Training in die Geräte-Stunde integriert wurde, als die Königsdisziplin angesehen. Reines Mattentraining gab er erst ab den

1940er-Jahren für Tänzer. Die Geräte arbeiten mit Federn. In manchen Fällen unterstützen sie, manchmal führen sie, und ein anderes Mal musst du gegen ihren Widerstand arbeiten. Die Pilates-Prinzipien sind die Grundlage dieser Methode und können für jede andere Sportart eingesetzt werden.

Atmung

»Lerne vor allem anderen, richtig zu atmen«, das sagte Joseph Pilates zu seinen Schülern. Klingt langweilig? Wie oft erwischst du dich dabei, dass du beim Sport in der Anstrengungsphase die Luft anhältst? Jeder Hochleistungssportler weiß genau, wie er atmen muss, um leistungsfähiger zu sein. Richtige Atmung beim Sport ist nicht nur wichtig für die Sauerstoffversorgung der Muskulatur, sondern fördert auch die Konzentration und den Rhythmus der Bewegung.

Beim Pilates benutzen wir die seitliche Brustkorbatmung (Flankenatmung). Richtig angewendet ermöglicht diese Atmung die ständige Anspannung der Bauchmuskulatur nach innen, was besonders während der Einatmungs-Phase einen Unterschied macht. Bei normaler Einatmung wölbt sich der Bauch nämlich nach außen, d.h., die Bauchspannung geht verloren. In einer Trainingssituation sollte dein Körperzentrum allerdings stabil sein, und deshalb bevorzugen wir die Flankenatmung, bei der die Spannung des Bauches beibehalten wird.

Du kannst die Flankenatmung gleich mal ausprobieren.

Leg dich in die Rückenlage, Füße aufgestellt. Platziere ein schweres Buch auf deinen Bauch – ein Gewicht, das du spüren kannst, kein Comic-Heft. Atme ganz normal ein. Die Bücher werden dabei angehoben oder werden sogar herunterfallen. Wenn du ausatmest, senken sich die Bücher wieder ab.

So, jetzt mal die Flankenatmung: Wenn du einatmest, lenkst du den Atem seitlich in den Brustkorb und nach hinten in den mittleren Rücken. Die Bücher bewegen sich kaum, weil du die Bauchmuskeln nach innen ziehst. Nun atme aus, bis die komplette Luft bis zum letzten Atom aus deinen Lungen entwichen ist, und lenke den Bauch sogar noch mehr nach innen und oben. Das bringt uns gleich zum nächsten Pilates-Prinzip: Zentrierung.

Zentrierung

Joseph Pilates war nicht der Erste, der die Meinung vertrat, dass Bewegung aus einem starken Körperzentrum kommt und kraftvolle sowie koordinierte Bewegung ermöglicht. In der Fitnesswelt wird dieser Bereich auch als »Core« bezeichnet. Es geht darum, um das Becken und die Wirbelsäule eine Art Kraftgürtel aufzubauen, damit man die Gliedmaßen und den gesamten Körper effizienter bewegen kann. Oft hört man beim Pilates: »Lass die Bewegung aus einem starken Zentrum entstehen.« Wir meinen damit die bewusste Anspannung der Bauchmuskeln und unteren Rückenstreckmuskeln, um das Körperzentrum zu stabilisieren. Diese Spannung sollte während der Übungen beibehalten werden.

Außerdem gehört beim Pilates das Becken zum Körperzentrum. Es fungiert als eine Art Brücke zwischen Oberkörper und Unterkörper. Als Referenzpunkt und ideale Ausrichtung sehen wir das »neutrale Becken«. Hier werden im Stand beide Beckenknochen (vorderer oberer Darmbeinstachel) und die Schambeinfuge vertikal ausgerichtet. Ziel ist es, durch die ausbalancierte Entwicklung der Muskulatur im Bauch, unteren Rücken und Becken ein funktionelles Bewegungsmuster zu begünstigen und somit das Verletzungsrisiko zu verringern, wobei sogar die Leistungsfähigkeit durch ein starkes Körperzentrum sichtbar gesteigert wird.

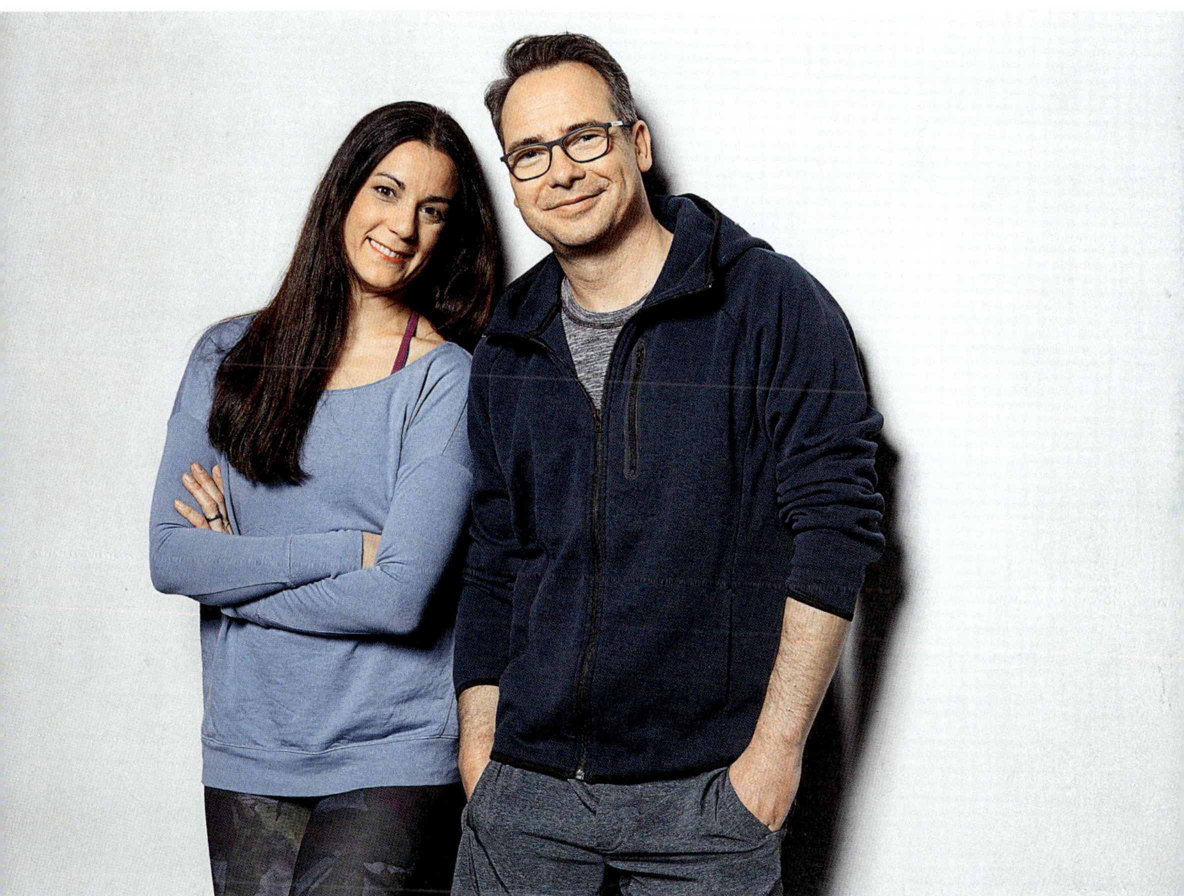

Konzentration

Volle Aufmerksamkeit auf die vorgegebene Bewegung und die Haltung des Körpers während der gesamten Übung. Es ist notwendig, den Körper vor der eigentlichen Ausführung der Übung präzise auszurichten und vor dem inneren Auge ein genaues Bild der Bewegung zu haben. Die Konzentration auf die Atmung ermöglicht dir, der Bewegung einen Rhythmus zu geben und mental fokussiert zu bleiben, um ablenkende Gedanken auszublenden. Diese Kombination aus Wahrnehmung und Achtsamkeit von Körper und Geist ist ein großer Teil der Pilates-Technik.

Kontrolle

Es geht um die optimale Bewegungsumsetzung, den inneren Dialog mit dem Körper, um dadurch die Übung zu steuern und mit der bestmöglichen Qualität auszuführen, als würdest du ständig eine Korrektur-Checkliste durchgehen. Durch diese Kontrolle wird für die jeweilige Bewegung nur die tatsächlich benötigte Muskelkraft eingesetzt. Dadurch wird ein ökonomischer Umgang mit Energie und Kraft geschult. Das braucht Zeit und viel Übung.

Präzision

Pilates geht nicht ohne Präzision. Hier werden die kleinsten Ausweichbewegungen aufgespürt und korrigiert. Nichts wird dem Zufall überlassen, die Ausgangs- und Endpositionen sind festgelegt und somit auch, wie du in die Bewegung hinein- und hinauskommst. Mit Konzentration und Präzision kannst du die vorgegebene Übung am effektivsten in deinem Körper umsetzen.

Bewegungsfluss

Das ist der Zustand, wenn alle Prinzipien integriert wurden. Bewegungsfluss erfordert optimales Timing und Koordination sowie ein tiefes Verständnis der Bewegung. Dies ist eine große Qualität der Pilates-Methode, und mit viel Geduld und Ehrgeiz kann das jeder lernen. Man findet es bei allen Topathleten: In ihrem Sport bewegen sie sich wie selbstverständlich, es sieht fast leicht aus. Timing von Muskeln und Bewegungskontrolle sowie Präzision bis in die Millisekunde ermöglichen einen Bewegungsfluss.

Wie beim Yoga gibt es beim Pilates verschiedene Stilrichtungen. BASI© Pilates *(Body Art and Science International)* ist eine davon und wurde 1989 von Rael Isacowitz gegründet. Diese Art, Pilates zu praktizieren, ist meiner Meinung nach besonders passend für das Training mit Männern, da wir durch die Konzentration auf den Muskelfokus eine direktere Herangehensweise haben, um einen bestimmten Bereich im Körper zu trainieren. Die meisten Männer möchten durch Anstrengung ihre Muskeln spüren, sonst ist ihnen das Training zu langweilig und sie verlieren das Interesse. Durch den Muskelfokus kann man leicht den männlichen Ehrgeiz herausfordern. Ein weiterer Unterschied zu anderen Pilates-Schulen ist das BASI© Pilates-Block-System (Konzept von Rael Isacowitz).

Das Blocksystem ist wie eine Checkliste. Wenn du dich daran orientierst, kannst du sicher sein, dass du ein vollständiges Programm geturnt hast, welches den gesamten Körper trainiert. Geh spielerisch damit um, es ist nicht nötig, immer alle Übungen aus jedem Block zu üben. Du kannst dir aus den Blöcken, je nach Bedarf, einzelne Übungen heraussuchen. Achte allerdings darauf, möglichst alle Blöcke durchzugehen oder mindestens sieben Blöcke, um eine generelle Balance im Körper herzustellen.

DIE ÜBUNGEN SIND IN DIESE KATEGORIEN EINGETEILT WORDEN:

Warm-up – Aufwärmen
Footwork – Füße
Abdominal Work – Bauchmuskeln
Hip Work – Hüfte
Spinal Articulation – Wirbelsäulenbeweglichkeit
Stretches – Dehnungen
Full Body Integration – Ganzer Körper
Arm Work – Arme
Leg Work – Beine
Lateral Flexion – Seitneigung und Drehung
Back Extension – Rücken

Wer war Joseph Pilates?

Ja, er hieß wirklich so. Joseph Hubertus Pilates. Ein Mann, dessen Name Programm wurde. Er nannte es allerdings nie so. Er bezeichnete seine vor 70 Jahren erfundene Trainingsmethode »Contrology« – Kontrolliere deinen Körper! Er war ein außergewöhnlicher Mann mit einer klaren Vision: den Menschen fitter machen.

Joseph Pilates wurde am 8. Dezember 1883 in Mönchengladbach geboren. Er wuchs als zweitältestes von neun Kindern in ärmlichen Verhältnissen auf. Joseph war ein schwächlicher Junge, der an Asthma und rheumatischem Fieber litt. Da sein Vater als Turner und Boxer erfolgreich war, wurde ihm schnell bewusst, wie man an einen kräftigen Körper kommen konnte: nämlich durch viel Training. Er wurde leidenschaftlicher Bodybuilder – was es damals schon gab –, und mit 14 Jahren stand er für Anatomiekurse Modell, weil man jeden einzelnen seiner Muskeln perfekt erkennen konnte.

Einige Jahre später machte Pilates dann eine Ausbildung zum Brauereigesellen und begann schon in dieser Zeit, mit Alltagsgegenständen zu experimentieren und daraus Trainingsgeräte zu basteln. Aus den Eisenringen, die ein Holzbierfass ummantelten, entwickelte er den heute sehr beliebten Magic Circle (Pilates-Ring), der zur Kräftigung der Arm- und Brustmuskulatur zusammengedrückt wird. Genial oder?!

1912 siedelte der knapp 30-jährige Joseph nach England über und schlug sich dort als Boxer und Zirkusartist durch. Als Deutscher wurde er zu Beginn des Ersten Weltkriegs interniert. In der Gefangenschaft entwickelte er einen enormen Daniel-Düsentrieb-Ehrgeiz, erfand immer weitere Trainingsgeräte und durch sie seine ganz eigene Trainingsmethode. Er brachte seine Mitgefangenen in einen körperlichen Topzustand, und angeblich haben viele nur so die große Grippepandemie von 1918 überstanden. Er verabscheute den Satz »Ruhe dich aus, wenn du gesund werden willst«. Pilates glaubte an das Gegenteil. Selbst Kranke und Verwundete müssten den Körper trainieren, um schnell zu genesen. Also baute er aus den Federn von Krankenhausbetten ein Fitnessgestell. Den heutigen

Cadillac. Den ersten Reformer schweißte er aus Feldbetten zusammen.

Mit all seinem Wissen kehrte er 1926 Europa endgültig den Rücken und wanderte nach New York aus. Auf der Überfahrt lernte er seine spätere Frau Clara Zeuner kennen, eine Krankenschwester, mit der er kurze Zeit später in Manhattan 938 Eighth Avenue ein Box- und Trainingsstudio eröffnete.

Pilates' neue Trainingsmethode sprach sich schnell herum und war besonders in der Tänzerszene extrem beliebt. Aber er vernachlässigte auch nicht seine Boxleidenschaft, und so trainierte die deutsche Sportlegende Max Schmeling mit dem Gesundheitsfanatiker aus dem Rheinland. Zur Begrüßung musste der spätere Schwergewichtsweltmeister seinem Trainer immer mit den Fäusten auf den Bauch trommeln, um auf diese Art dessen famoses Sixpack zu bewundern. Frische Luft, Abhärten (durch Barfußlaufen im Schnee) und immer kalt duschen – das war das Credo von Pilates. Und die Schar seiner Jünger wuchs. Aus Joseph Hubertus wurde in New York »Uncle Joe«, dem alle vertrauten, wenn es um die Wissenschaft des Körpers ging. »Uncle Joe kriegt jede Verletzung wieder hin«, lautete das einhellige Urteil am Broadway.

Aber ein lieber Onkel war Pilates nun wirklich nicht. Eher ein Drill Instructor. Mit militärischem Ton trainierte er seine Kunden, und nach jeder Trainingseinheit war Abduschen oberste Pflicht. Mit einer Wurzelbürste musste man sich die Haut schrubben, um die Poren zu öffnen. Nur so könne man ausgiebig atmen. Und die Atmung war für ihn das Wichtigste. »Es ist das Erste, was wir auf der Erde machen und auch das Letzte.«

Seinen Traum konnte sich Joseph Pilates zu Lebzeiten nicht mehr erfüllen. Er hatte den Wunsch, die ganze Menschheit mit seiner Trainingsmethode gesünder, entspannter und schöner zu machen. 1967 starb er im Alter von 83 Jahren, ohne ein Testament zu hinterlassen oder die Nachfolge seiner Arbeit geregelt zu haben. Seine Frau Clara führte das New Yorker Studio noch 10 Jahre weiter, bis auch sie 1977 verstarb.

Doch seine Schüler führten seine Ideen fort und entwickelten sie laufend weiter – bis zum heutigen Tag.

Drei Jahrzehnte nach seinem Tod ist Joes Lebenstraum tatsächlich wahr geworden: Pilates ist ein beliebtes Fitnesstraining, das Millionen Menschen begeistert.

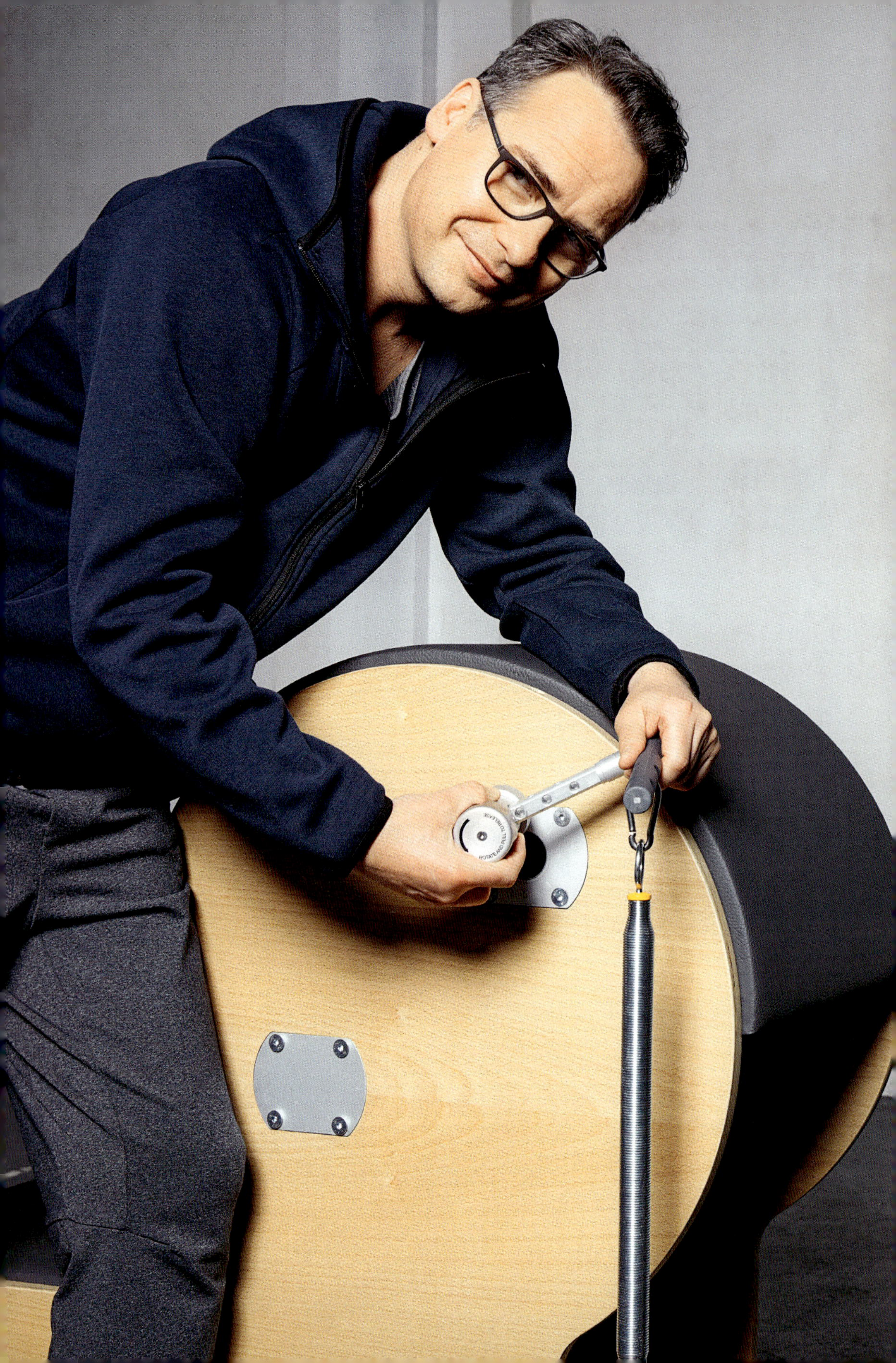
ROTATE AND PULL TO RELEASE

» Here we start «

2

Was heißt hier eigentlich fit?

Für viele Männer bedeutet fit sein: »Ich kann 100 km die Berge hoch- und runterradeln«, oder: »Ich bin so fit, weil ich in der Muckibude zentnerweise Eisen stemmen kann.« Dagegen ist ja auch gar nichts einzuwenden. Hut ab vor dieser Leistung. Aber jetzt kommt die bittere Wahrheit: Du bist in einem Bereich superfit und -trainiert, weil du nur darauf fokussiert warst. In den meisten Fällen macht man die Sportart, in der man sowieso von Natur aus ganz gut ist.

Wieso nicht mal aus der Komfortzone herauskommen? Es gibt so viele Komponenten von Fitness. Kraft, Ausdauer (Herz, Kreislauf), Schnelligkeit, Beweglichkeit und Koordination sind die fünf Säulen körperlicher Fitness. Diese sollten ausgewogen entwickelt sein, um sich wirklich fit nennen zu können. Außerdem gehört eine gute Konzentrationsfähigkeit dazu. Die Fähigkeit, zu entspannen und abzuschalten, ist ebenso wichtig für die Fitness wie eine gute Ernährung.

Das Pilates-Training hat da viel zu bieten und deckt die meisten Bereiche ab. Allerdings sehe ich beim Punkt Ausdauer eine große Lücke. Da sind, ehrlich gesagt, die klassischen Ausdauersportarten wie eine Runde Joggen, Schwimmen oder Fahrradfahren viel effektiver. Die Klassiker eben.

Pilates ist jedoch die Pforte für den Ausdauersport, weil diese Art des Trainings dem Körper das nötige Fundament bietet, Ausdauersport verletzungsfrei zu betreiben. Ich habe sogar erlebt, dass komplette Ausdauermuffel plötzlich Lust bekommen zu laufen, weil sie sich durch das Pilates-Training fit genug fühlen und ehrgeizig geworden sind herauszufinden, was sie sonst noch alles schaffen können.

So bereitest du dich auf das Training vor:

» 1.

»ESSEN VOR DEM TRAINING

Der gesunde Menschenverstand sagt dir hoffentlich, dass ein Schweinebraten vor dem Training nicht gerade ideal ist. Nach fettreichem Essen hat man das Gefühl, einen Kloß im Bauch zu haben, außerdem kann es Sodbrennen verursachen. Es wird empfohlen, zwei bis drei Stunden vor dem Sport eine leichte Mahlzeit zu sich zu nehmen.

Auch beim Trinken gibt es einiges zu beachten. Trinke nicht zu viel vor dem Training, denn das verursacht ein Gluckern im Bauch und kann vor allem bei den Bauchmuskel-Übungen zu Krämpfen führen. Kohlensäurehaltige Getränke sind sowieso tabu, da sie einen Blähbauch machen.

» 2.

»WAS ZIEHE ICH ÜBERHAUPT AN?

Das Training fängt schon bei der Kleidung an. Wähle dehnbare Sportbekleidung, die dich nicht einengt. Schuhe werden beim Pilates-Training nicht benötigt. Barfuß ist die beste Lösung, denn so hast du optimalen Kontakt zur Unterlage und rutschst nicht weg.

» 3.

»WAS BRAUCHST DU SONST NOCH?

Du brauchst eine Matte oder Unterlage, die dir ermöglicht, die Wirbelsäule auf- und abzurollen, ohne dass es wehtut. Außerdem sollte es wegen der Stützübungen eine relativ feste Matte sein, die sich nicht allzu sehr dehnt und auseinanderzieht.

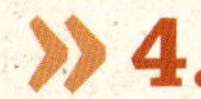

» 4.

»EQUIPMENT ÜBERPRÜFEN! SICHERHEIT!

Überprüfe immer dein Arbeitsmaterial, bevor du anfängst zu trainieren. Wenn du mit den Geräten arbeitest, musst du vor dem Training die Federn kontrollieren. Die Seile müssen z. B. die gleiche Länge haben.

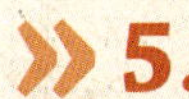

» 5.

»UND NOCH WAS …

Männer, habt keine Angst, in ein Pilates-Studio zu gehen. Ihr müsst euch aber darauf gefasst machen, dort in der Unterzahl zu sein. Genießt es, der Hahn im Korb zu sein.

Warm-up – Aufwärmen

»to go«:

Die Aufwärmphase einer Trainingseinheit ist der Übergang vom Alltag in das Training. Es ist ein körperlicher und mentaler Einstieg, um dich in den Bewegungsmodus zu bringen. Viele Freizeitsportler vernachlässigen diesen wichtigen Bestandteil eines Trainings leider komplett. Dabei wird zum Beispiel durch die bewusste Atmung die Aufmerksamkeit auf deinen Körper gelenkt. Vielleicht spürst du das erste Mal an diesem Tag, wo Verspannungen sitzen oder wo du mehr Körperspannung brauchst. Durch ein gutes Warm-up reduziert sich das Verletzungsrisiko spürbar.

Für diesen Block haben wir Übungen ausgewählt, bei denen die Rumpfmuskulatur in einem kleinen Bewegungsradius simpel und effektiv aufgewärmt wird. Danach geht es mit dem Fußblock weiter, der die unteren Extremitäten aufwärmt und kräftigt. Wenn die Zeit knapp ist, kannst du den Fußblock auch als Aufwärmphase nutzen.

Matthias kommt meistens mit dem Fahrrad zum Training. Er hat dann bereits 12 km Strecke hinter sich, der Kreislauf ist schön angeregt. Somit können wir gleich zum Pilates-Repertoire übergehen. Manchmal möchte er einen bestimmten Körperbereich besonders trainieren – er kommt mit einem Ziel. Ich finde das super, denn es ist sehr wichtig, kurzfristige und langfristige Ziele zu haben, um nicht wahllos vor sich hin zu trainieren. So kannst du voll motiviert nach dem Warm-up direkt in den Hauptteil der Stunde übergehen.

Das nun folgende Übungsprogramm wird professionell von Mariam Younossi angeleitet. Persönliche Einschübe von Matthias Opdenhövel sind durch Kästen gekennzeichnet.

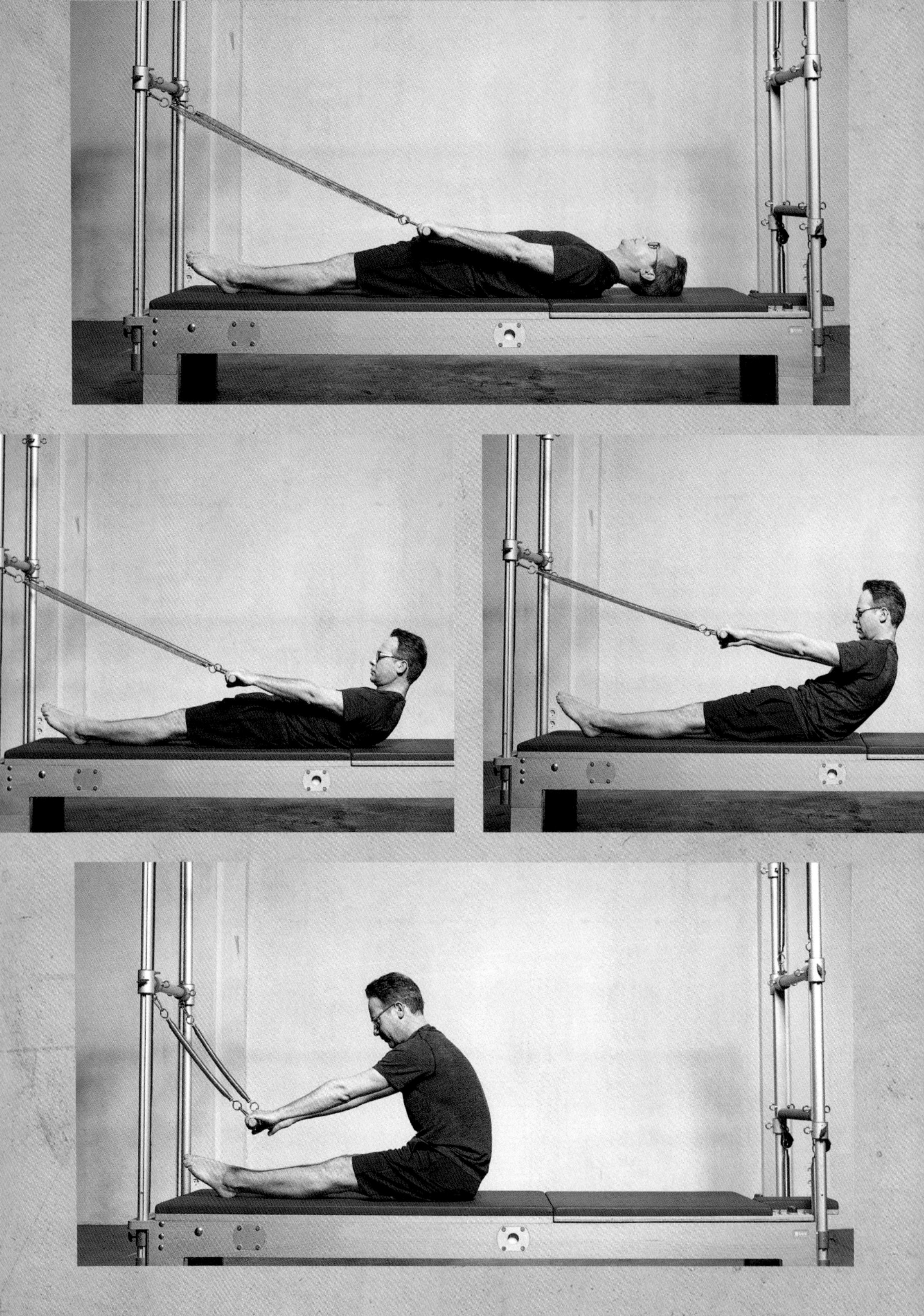

ROLL UP WITH ROLL UP BAR

Das perfekte Aufwärmen

»Eine sehr gute Aufwärmübung. Die Stange an den Federn gibt einem zwar Support, aber man mobilisiert trotzdem schon die Bauch- und Rückenmuskulatur. Warum eigentlich die ganzen Gerätschaften, fragt ihr euch? Durch die Federn hat man die Möglichkeit, Übungen langsam und kontrolliert auszuüben. Diese Übung gibt es ja auch als ›to go‹-Variante. Sie ist aber deutlich anstrengender, weil die Unterstützung fehlt. Das ist wie bei einer Hilfestellung früher im Sportunterricht. Je öfter ich eine Übung trainiere, umso besser kann ich sie, weil sich der Bewegungsablauf eingeprägt hat und die Muskeln genau wissen, wo und wann sie Vollgas geben müssen. Hier will ich aber eigentlich noch gar nicht alles geben. Ich will erst mal alle Bereiche ansteuern. Deshalb ist weniger mehr.«

KURZ & BÜNDIG

Ausgangsposition: Rückenlage in neutraler Wirbelsäulenposition, Stange in Schulterbreite halten
Federwiderstand: leicht bis mittel
Bewegungsablauf: beim Einatmen Kopf und Schultern heben, beim Ausatmen hochrollen, beim Einatmen keine Bewegung, beim Ausatmen runterrollen

ÜBUNG IM DETAIL

Mit dem Einatmen hebst du Kopf und Schultergürtel an. Mit dem Ausatmen rollst du die Wirbelsäule hoch bis zum Sitz, dabei bleibt der Rücken in der Form einer C-Kurve.

5 bis 10 Wiederholungen

WOZU DIESE ÜBUNG?
Diese Übung ist perfekt für die Aufwärmphase eines Pilates-Trainings oder auch bevor du zum Laufen oder Fußballspielen gehst. Sie gehört zu einer der Basisübungen, um den kontrollierten Einsatz der Bauchmuskulatur zu üben. Außerdem werden im Sitz die Beinrückseite und der untere Rücken gedehnt. Auf der Matte ist diese Übung deutlich schwerer.

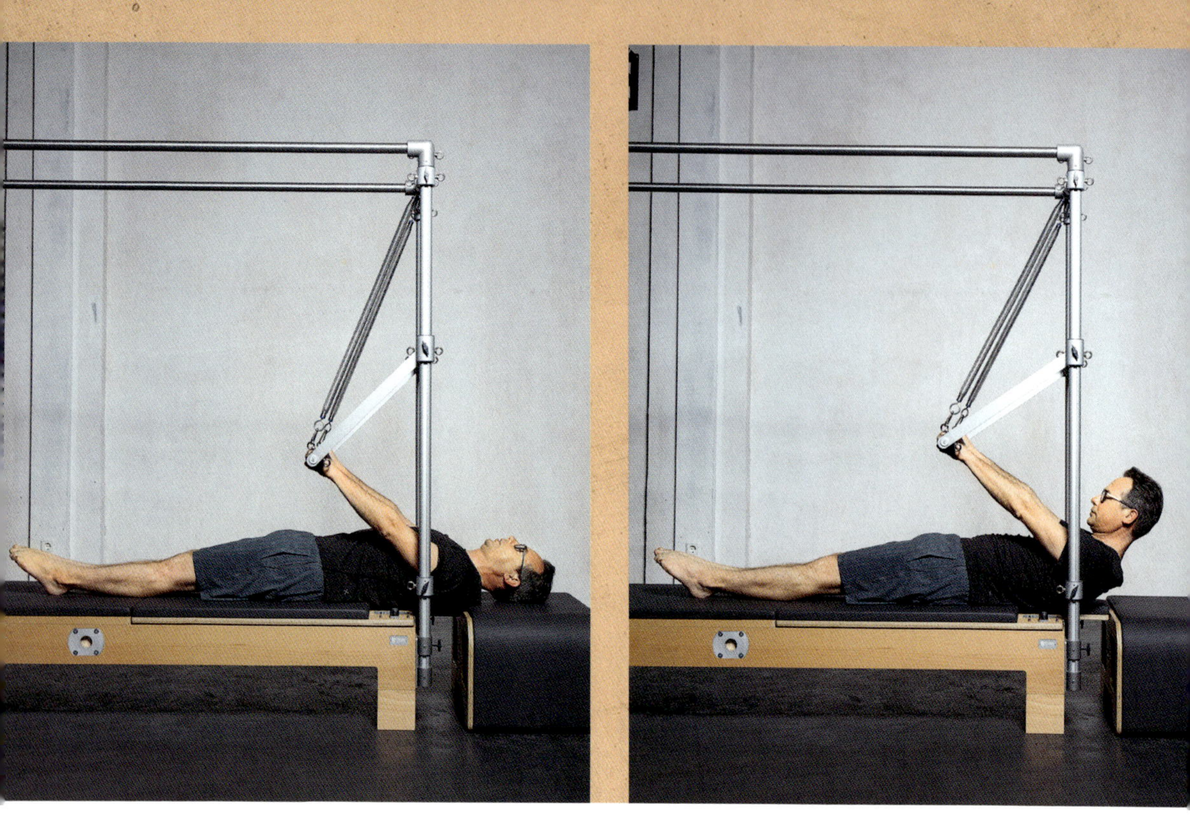

ROLL UP TOP LOADED

Nie mehr steife Schultern

»Eine sehr effiziente Warm-up-Übung für den gesamten Oberkörper. Schulter- und Rückenstreckung werden so selten gemacht, dabei sind diese Körperpartien so wichtig im Alltag und auch so anfällig. Nach langen Flügen oder schlechten Hotelbetten entknotet mich dieses Aufwärmen immer sehr angenehm. Wobei – so gerade zu sitzen, als hätte man einen Stock verschluckt, ist nicht wirklich unanstrengend. Aber es tut gut.«

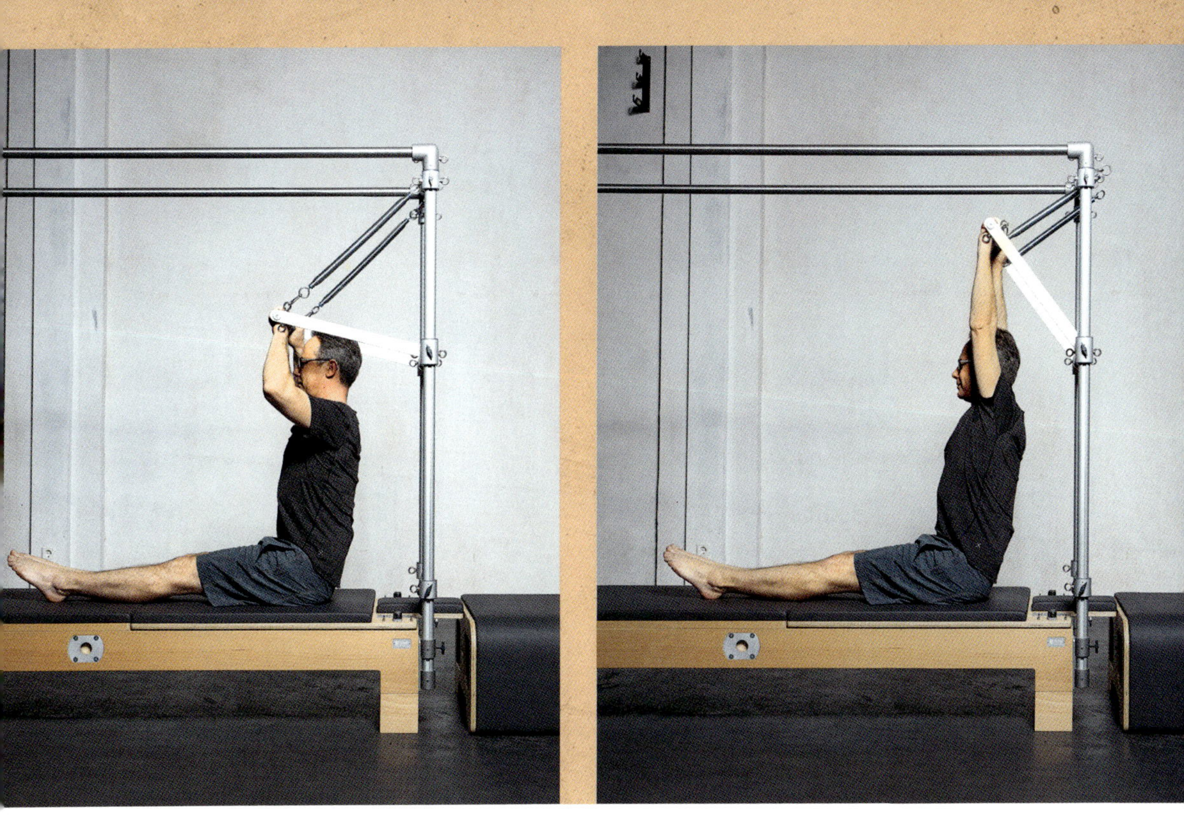

KURZ & BÜNDIG

Ausgangsposition: Rückenlage in neutraler Position, Stange in Schulterbreite halten, die Beine sind lang ausgestreckt
Federwiderstand: mittel
Bewegungsablauf: beim Einatmen Kopf und Schultergürtel anheben, beim Ausatmen in eine aufrechte Sitzposition hochrollen, Arme über Kopf, beim Einatmen Arme beugen und strecken, beim Ausatmen in die Ausgangsposition zurückrollen

ÜBUNG IM DETAIL

Mit dem Einatmen wird Kopf und Schultergürtel angehoben. Mit dem Ausatmen rollst du die Wirbelsäule bis zum aufrechten Sitz, um anschließend mit dem Einatmen die Ellenbogen seitlich zu beugen und zu strecken, dabei die Stange in Höhe des Scheitelpunktes führen. Rolle dann mit der nächsten Ausatmung wieder in die Rückenlage zurück.

5 bis 10 Wiederholungen

WOZU DIESE ÜBUNG?
Diese Übung ist perfekt für die Aufwärmphase eines Pilates-Trainings oder auch bevor du zum Laufen oder Fußballspielen gehst. In diesem Bewegungsablauf steht die Schulterpartie im Fokus. Für alle, die steife Schulten haben oder an einer besseren Wurftechnik im Volleyball, Basketball oder Handball arbeiten, sehr zu empfehlen.

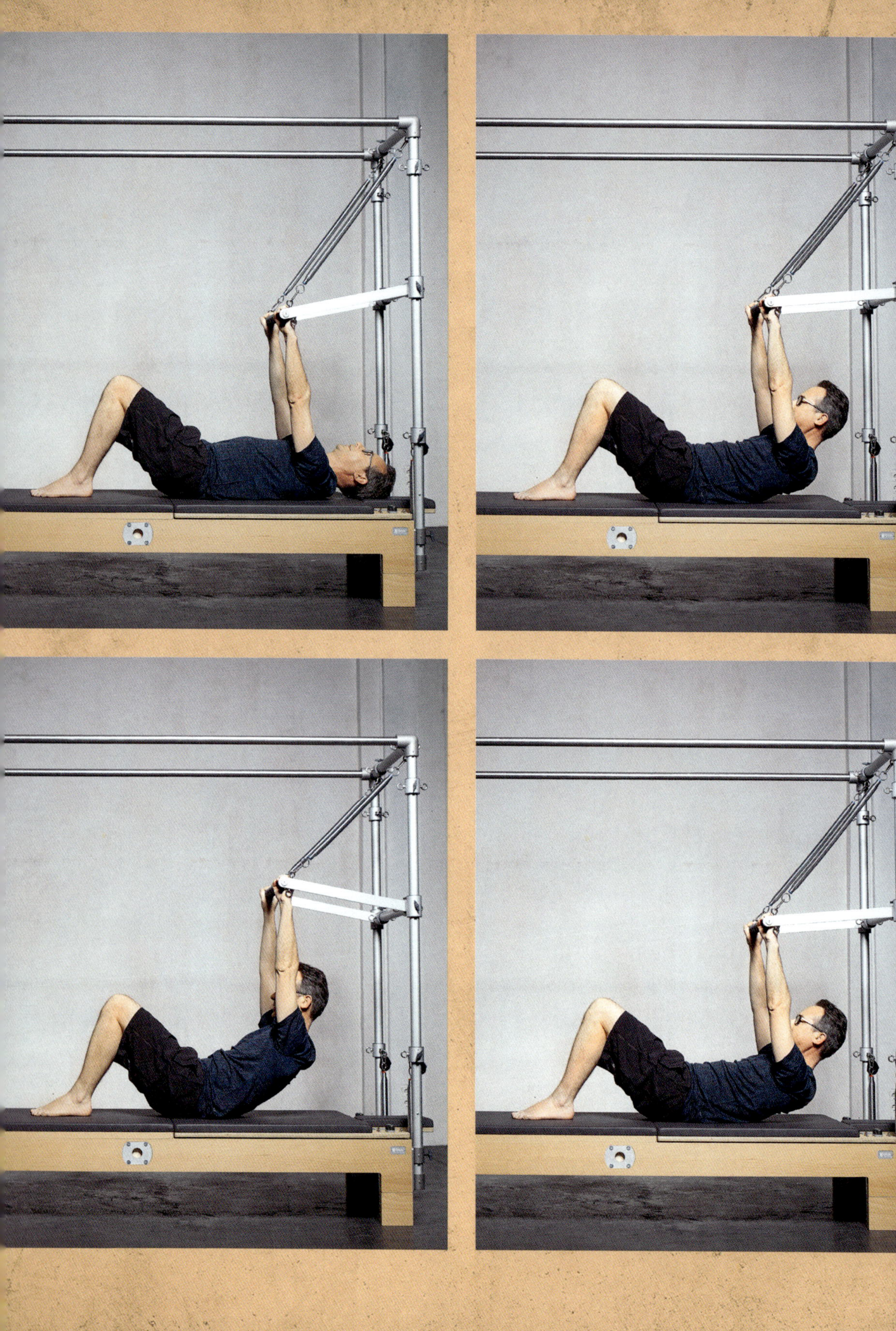

MINI ROLL UP

Starke Körpermitte

»Spätestens jetzt wird's fies. Dieses Buch soll ja authentisch sein, und deshalb kann ich verraten, die Übungen, die jetzt kommen, sind die Hölle. Aber sie sind leider so effektiv. Es sind nur ganz kleine Bewegungen, aber so anstrengend für die Bauchmuskeln. Beim ersten Mal hat mein ganzer Körper gezittert wie beim Schüttelfrost. Mein Bauch konnte nix. Aber da bin ich leider an den Falschen geraten. Für Joe Pilates war ein starker Rumpf immer das Wichtigste. Zu Recht. Nur wenn der Körperkern stabil und kräftig ist, können die Extremitäten effektiv und gut arbeiten.«

KURZ & BÜNDIG

Ausgangsposition: Rückenlage, Knie gebeugt und Füße aufgestellt, die bewegliche Querstange in Schulterbreite halten, Kopf und Schultergürtel in Chest-Lift-Position heben
Federwiderstand: leicht bis mittel
Bewegungsablauf: beim Ausatmen Oberkörper weiter anheben, beim Einatmen Oberkörper in Chest-Lift-Position senken, mit dem letzten Ausatmen Oberkörper in Rückenlage absenken

ÜBUNG IM DETAIL

Ausatmend wird der Oberkörper aus der Chest-Lift-Position weiter hochgerollt, die C-Kurve des Rückens bleibt stabil. Einatmend wird der Oberkörper wieder in die Ausgangsposition abgesenkt.

5 bis 10 Wiederholungen

WOZU DIESE ÜBUNG?
Kräftigung der geraden Bauchmuskulatur, die einen wichtigen Bereich der Rumpfmuskulatur darstellt. Joseph Pilates maß dem Rumpf eine große Bedeutung bei. Seine Philosophie war, dass alle Bewegungen von einer starken Körpermitte ausgehen. In der heutigen Zeit wird dieser Bereich als »Core« oder »Powerhouse« bezeichnet. Je stärker die Rumpfmuskulatur ist, desto besser sind Koordinationsfähigkeit und Körpergleichgewicht. Eine starke Körpermitte, die Verbindungsstelle von oberer und unterer Körperhälfte, sorgt außerdem für optimale Kraftübertragung und Schnelligkeit in der Bewegung.

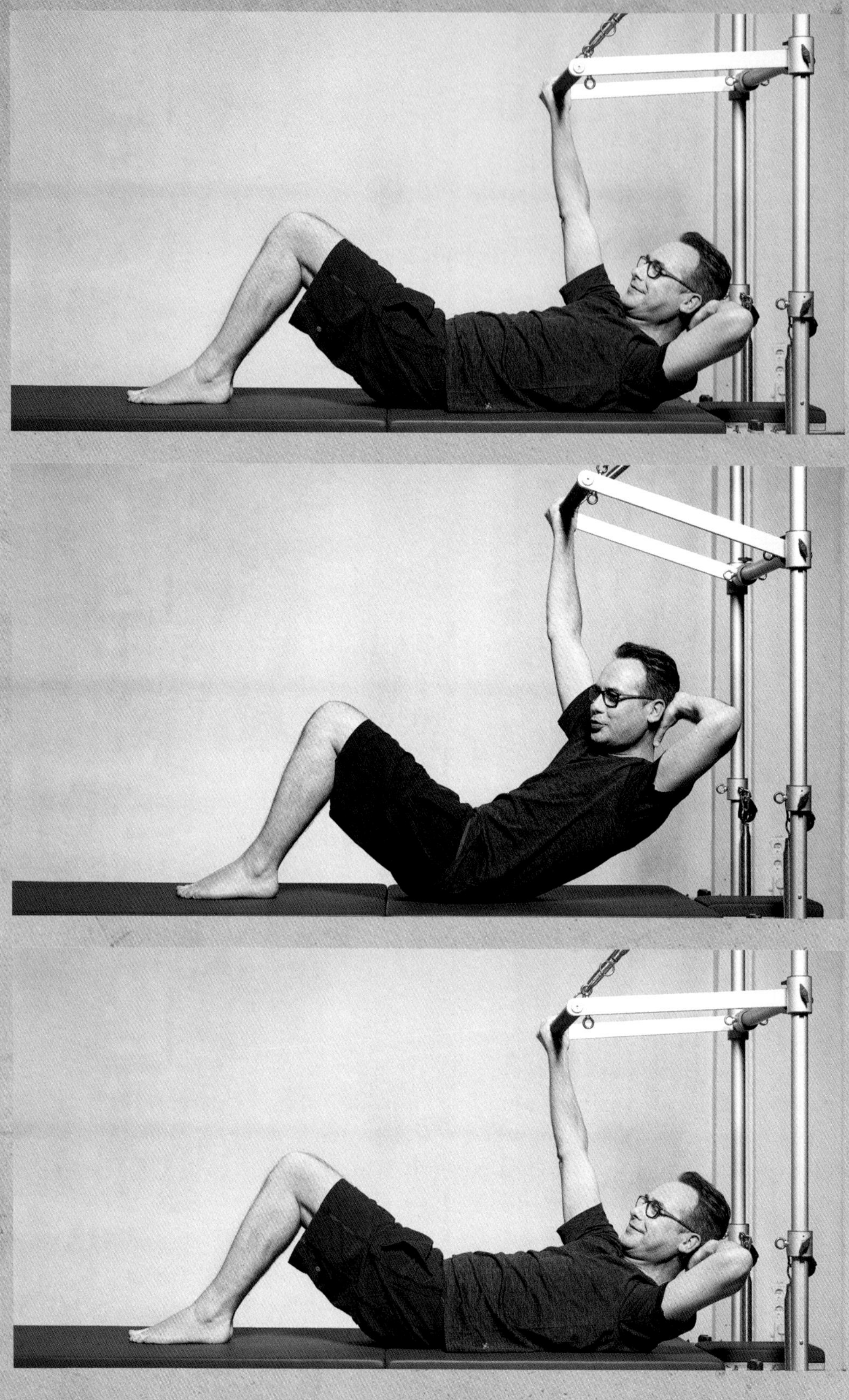

MINI ROLL UP OBLIQUE

Starke Rumpfmuskulatur

»Und wer schon immer mal wissen wollte, wo die schrägen Bauchmuskeln so sind, für den ist diese Übung hier genau das Richtige. Was sieht das kleine Foto auf dem Cover rechts unten locker aus. Entspannt die Hand hinterm Kopf, von der Hilfsstange ein bisschen aufrichten lassen ... von wegen. Ich breche jedes Mal fast zusammen, wenn ich diese Session hinter mir habe. Klein, aber gemein. Machen, auch wenn's wehtut!«

KURZ & BÜNDIG

Ausgangsposition: Rückenlage, Knie gebeugt, Füße aufgestellt, PT Bar halten, Handfläche schaut nach oben, andere Hand hinter Kopf, Kopf und Schultergürtel heben, den Rumpf weg von dem Arm rotieren, der die Stange hält

Federwiderstand: leicht bis mittel

Bewegungsablauf: beim Ausatmen Oberkörper in Drehung weiter anheben, beim Einatmen Oberkörper in der Drehung etwas absenken, beim letzten Einatmen Oberkörper in die Mitte drehen und ablegen

ÜBUNG IM DETAIL

Von der Ausgangsposition (Kopf und Schultergürtel sind angehoben und zu einer Seite gedreht) aus werden Kopf und Schultergürtel während des Ausatmens weiter angehoben. Mit dem Einatmen senkst du ein bisschen ab, wobei du nicht ablegst. Das Becken und die Füße bleiben stabil und auf der Matte. Achte darauf, dass die Schultern tief bleiben.

5 bis 10 Wiederholungen

WOZU DIESE ÜBUNG?
Du kräftigst hier die äußeren und inneren schrägen Bauchmuskeln. Auch sie sind ein wichtiger Teil der Rumpfmuskulatur.

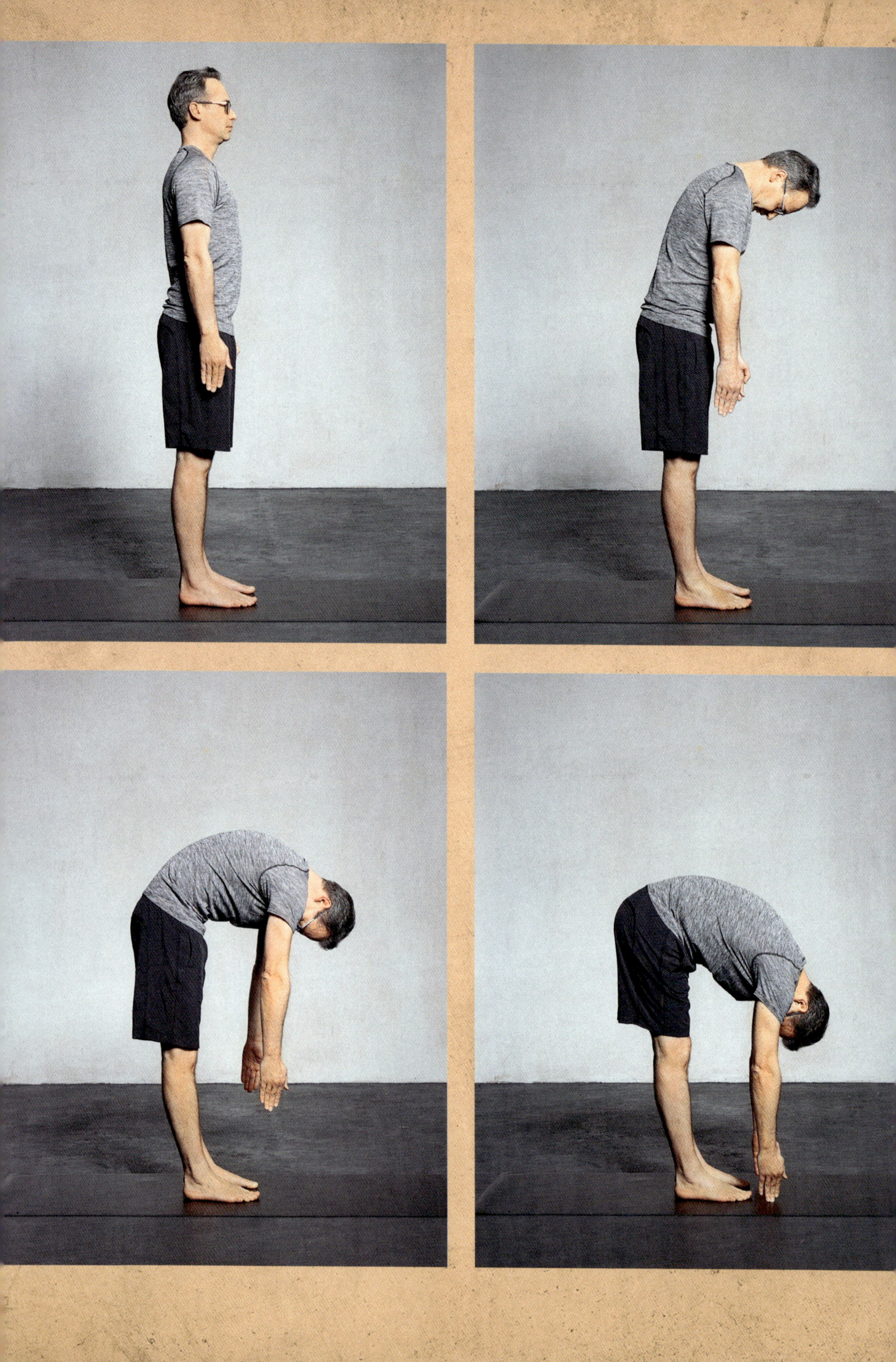

STANDING ROLL DOWN »TO GO«

Haltungsanalyse

»Mit dieser Übung starte ich jeden Morgen in den Tag. Ich mache sie meistens unter der Dusche, was eigentlich blödsinnig ist, denn jedes Mal läuft mir das Wasser in die Nase, wenn ich den Kopf nach unten hängen lasse. Trotzdem empfinde ich es als unglaublich angenehm, die komplette Wirbelsäule auf diese Art aufzuwecken und Nacken und Hals nach der Nacht wieder zu mobilisieren. Und das unter warmem Wasser fühlt sich einfach zu gut an. Dreimal hintereinander und schon ist man fit. Dabei ist es eigentlich egal, ob man die Beine gestreckt oder leicht gebeugt hat, Hauptsache, Kopf und Hals kann man hängen lassen.«

KURZ & BÜNDIG

Ausgangsposition: aufrechter Stand, Füße parallel, Beine gestreckt, Arme an den Seiten des Körpers

Bewegungsablauf: beim Ausatmen vom Kopf beginnend die Wirbelsäule herunterrollen, beim Einatmen unten bleiben, beim Ausatmen in den aufrechten Stand hochrollen

ÜBUNG IM DETAIL

Mit dem Ausatmen neigst du das Kinn Richtung Brustbein, um dann die Wirbelsäule rund zu machen und abzurollen, bis sich der Oberkörper parallel vor den Beinen befindet. Beuge dabei leicht die Beine, um Druck aus der Lendenwirbelsäule zu nehmen und tiefer zu kommen. Bleibe mit dem Einatmen in dieser Position, um ausatmend hochzurollen. Zieh dabei zuerst das Steißbein Richtung Boden, um das Becken aufzurichten. Anschließend rollt der Rücken von der Lendenwirbelsäule aus hoch bis in den aufrechten Stand. Unterstütze den unteren Rücken mit dem Nach-innen-Ziehen der Bauchmuskulatur.

3 bis 5 Wiederholungen

WOZU DIESE ÜBUNG?
Diese Übung ist in einer BASI© Pilates-Trainingsstunde die erste und die letzte Bewegung. Letztendlich ist das als Haltungsanalyse für den Lehrer und als Körperscan für den Schüler gedacht.

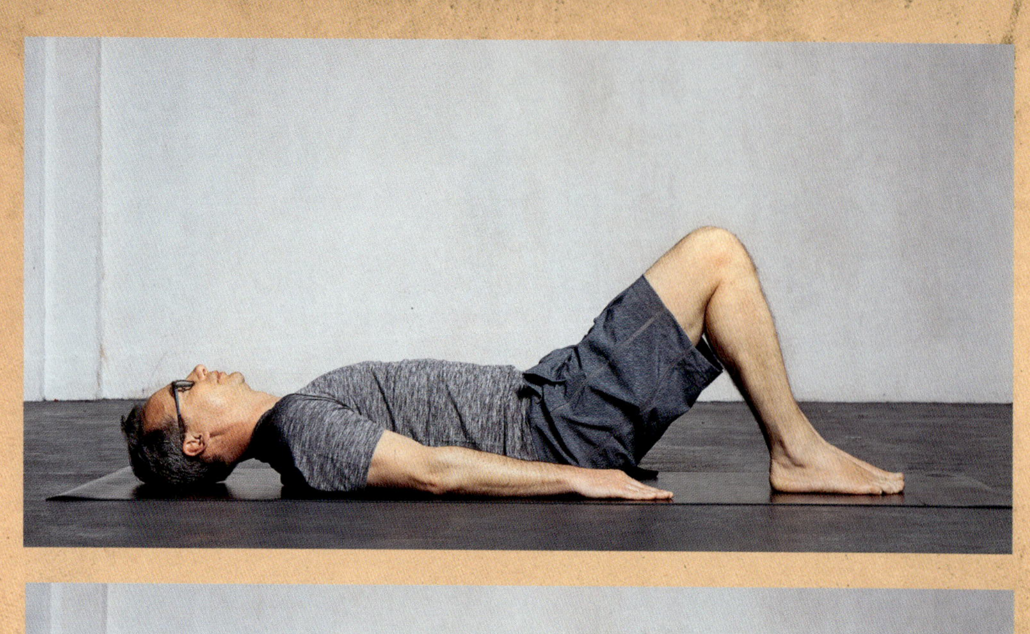
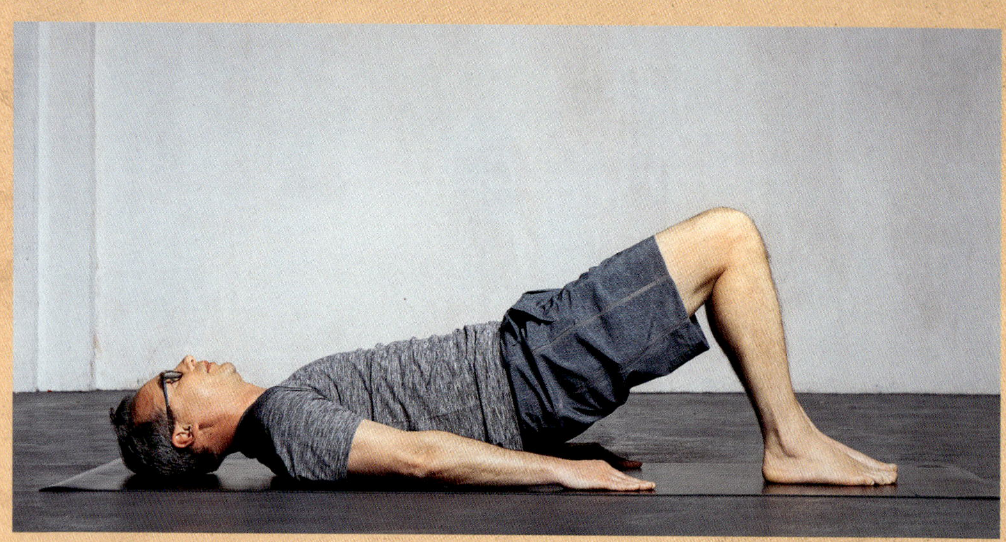
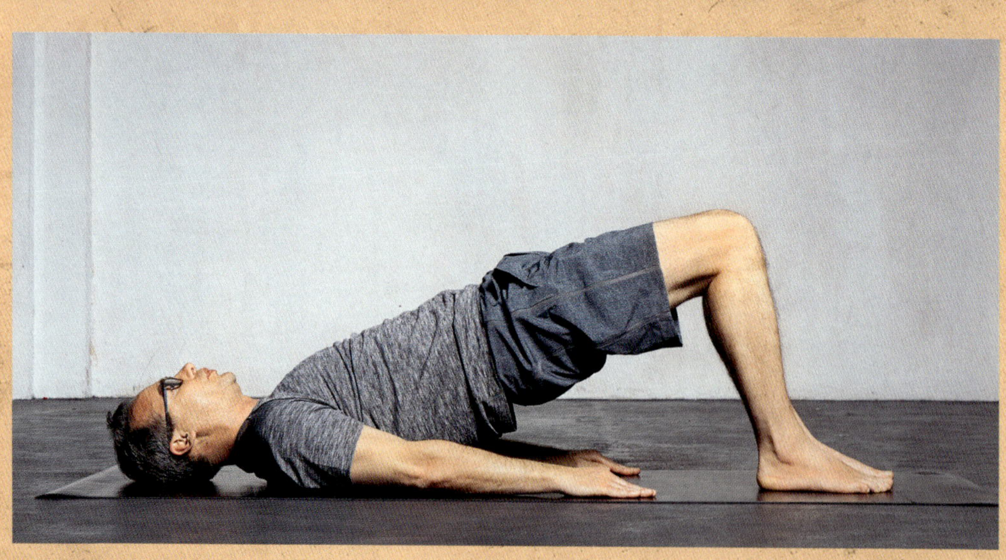

PELVIC CURL »TO GO«

Warm-up für Beine und Gesäß

KURZ & BÜNDIG

Ausgangsposition: Rückenlage in neutraler Becken- und Wirbelsäulenposition, Füße aufgestellt, Knie gebeugt, Arme an den Seiten

Bewegungsablauf: beim Einatmen keine Bewegung, beim Ausatmen Bauchmuskeln nach innen ziehen und das Becken und die Wirbelsäule hochrollen, beim Einatmen keine Bewegung, beim Ausatmen Wirbelsäule in die Ausgangsposition abrollen

ÜBUNG IM DETAIL

Mit dem Ausatmen kippst du das Becken nach hinten, um die Wirbelsäule hochzurollen. Oben angekommen, atmest du ein und bleibst in der Position, um ausatmend die Wirbelsäule Segment für Segment wieder in die Ausgangsposition abzurollen und in die neutrale Becken- und Wirbelsäulenposition zurückzukommen.

5 bis 10 Wiederholungen

WOZU DIESE ÜBUNG?

Der Pelvic Curl gehört zum Warm-up und kräftigt die Beinrückseite, die Bauchmuskulatur und die Gesäßmuskeln. Diese Übung ist die Grundlage für viele andere Übungen. Sie unterscheidet sich sehr von der allgemein bekannten »Brücke«, weil die Bewegung der Wirbelsäule segmental ausgeführt wird und das Becken nach hinten gekippt bleibt. Es werden die Muskeln angesprochen, die an der Wirbelsäule ansetzen.

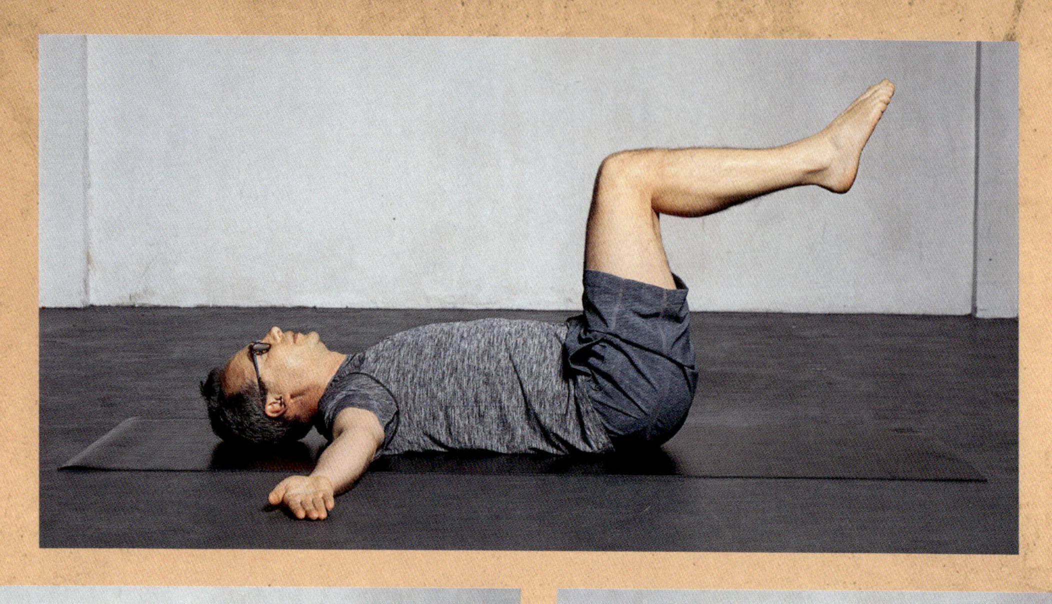
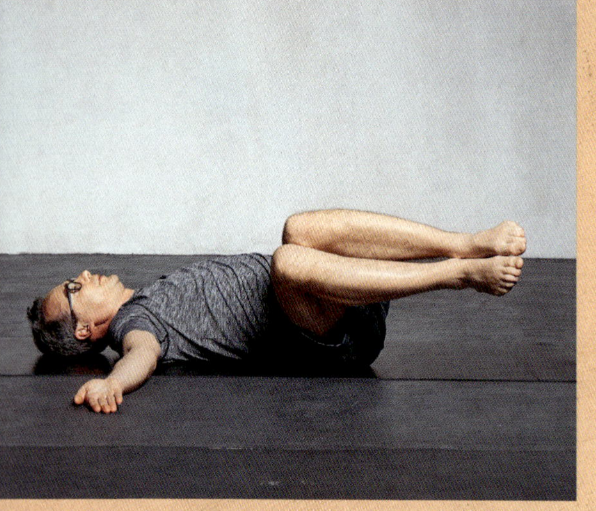
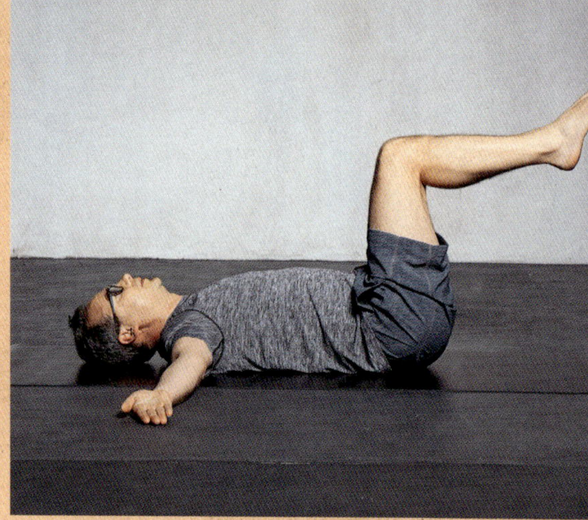
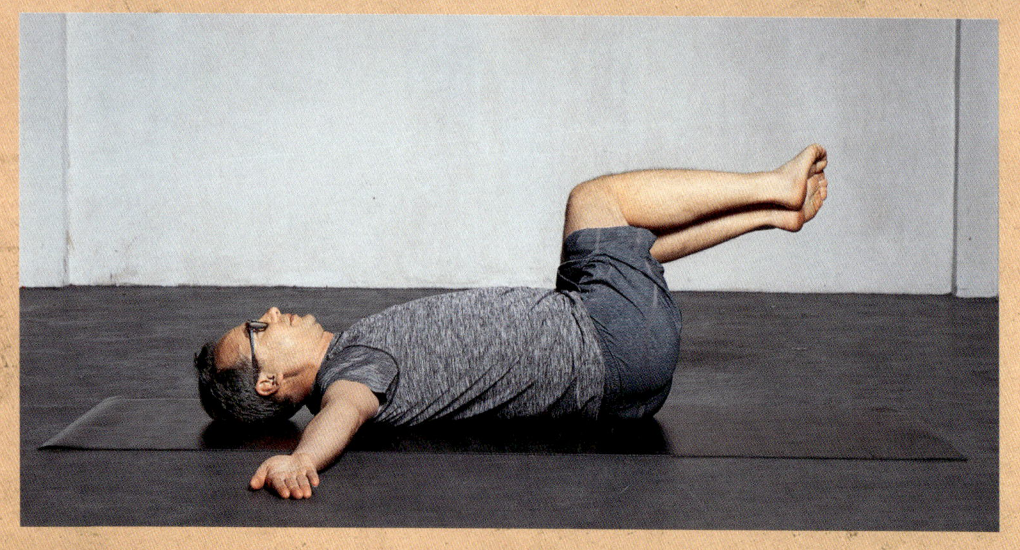

SPINE TWIST SUPINE »TO GO«

Rotation aus der Wirbelsäule

KURZ & BÜNDIG

Ausgangsposition: Rückenlage, Arme in der T-Position, Handflächen nach oben, Beine in der Tischposition (Hüfte und Knie 90 Grad gebeugt)
Bewegungsablauf: beim Einatmen Beine zu einer Seite absenken, beim Ausatmen Bauchmuskeln nach innen ziehen und zur Startposition zurückkehren

ÜBUNG IM DETAIL

Mit dem Einatmen werden die Beine zu einer Seite abgesenkt, sodass sich das Becken auf einer Seite mit anhebt und die Brustwirbelsäule in eine Rotation bewegt wird. Oberhalb der Taille bleibt der Körper fest auf der Matte liegen.

5 bis 10 Wiederholungen pro Seite im Wechsel

WOZU DIESE ÜBUNG?
Der Spine Twist gehört zum Warm-up und kräftigt die schrägen Bauchmuskeln, stabilisiert den Übergang der Lendenwirbelsäule zum Becken, und du lernst die kontrollierte und koordinierte Rotation der Wirbelsäule. Sie ist Grundlage für viele Pilates-Übungen. Besonders wichtig für Golf, Tennis, Volleyball, Handball und alle Alltagsbewegungen, die eine Drehung des Oberkörpers erfordern.

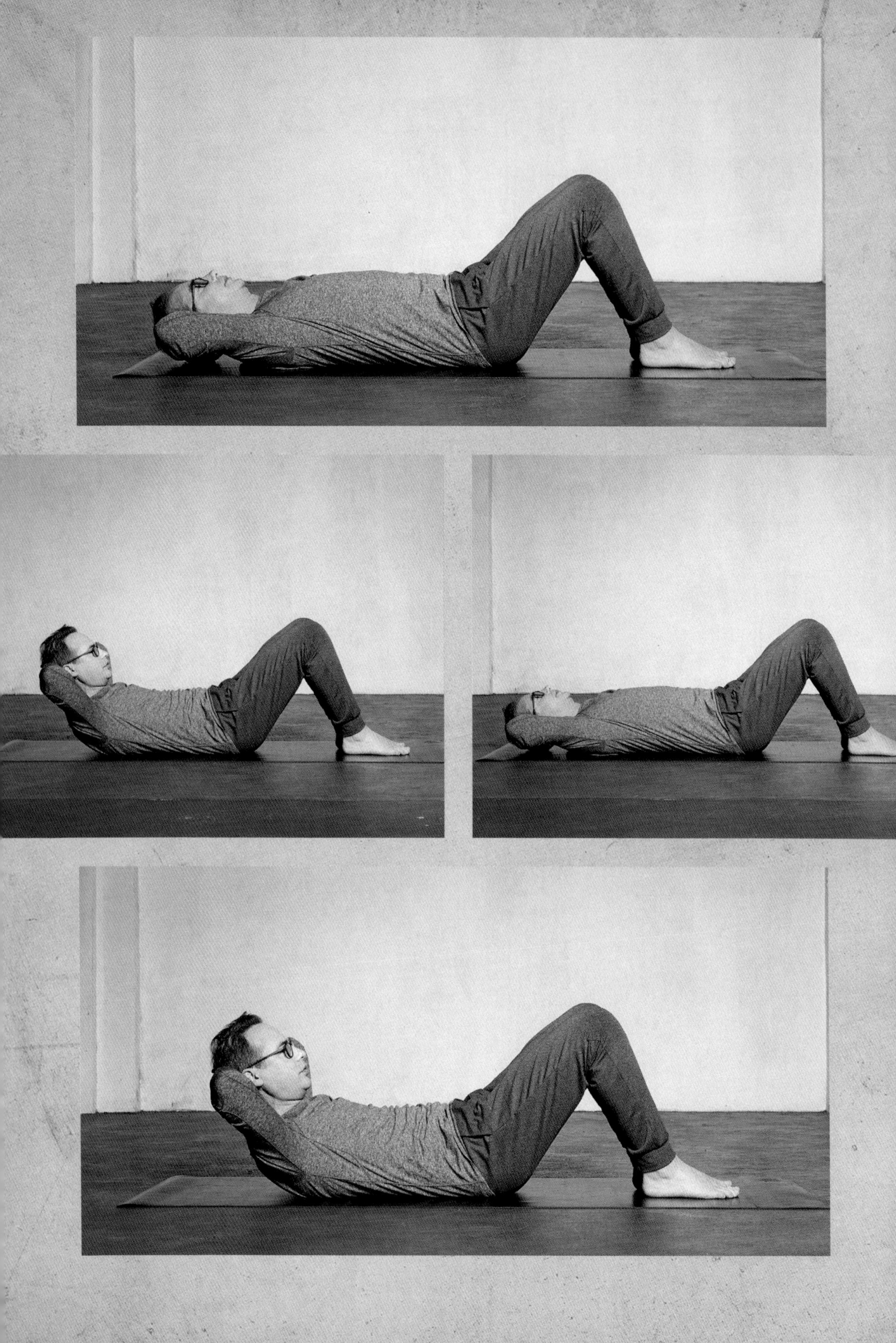

CHEST LIFT »TO GO«

Jetzt geht's an die Bauchmuskeln

KURZ & BÜNDIG

Ausgangsposition: Rückenlage in neutraler Becken- und Wirbelsäulenposition, Knie gebeugt, Füße aufgestellt, Hände hinter dem Kopf platziert und Finger verschränkt

Bewegungsablauf: beim Einatmen keine Bewegung, beim Ausatmen Kopf und Schultern heben, beim Einatmen oben bleiben, beim Ausatmen Kopf und Schultergürtel absenken

ÜBUNG IM DETAIL

Mit dem Ausatmen werden Kopf und Schultergürtel angehoben, der Blick geht nach vorn auf die Oberschenkel. Während des Einatmens oben bleiben. Mit dem Ausatmen Kopf und Schultergürtel absenken. Die neutrale Beckenposition wird konstant gehalten.

8 bis 10 Wiederholungen

WOZU DIESE ÜBUNG?

Der Chest Lift gehört zum Warm-up und kräftigt die geraden Bauchmuskeln. Diese Übung sieht leichter aus, als sie ist, denn durch die Einhaltung des stabilen Beckens wirst du gezwungen, die Beugung im Rumpf ausschließlich aus der Bauchmuskulatur zu machen, und aktivierst auch noch die stabilisierenden Muskeln des Beckens. Der Chest Lift ist eine Grundlagenübung und bereitet dich auf die Stunde vor.

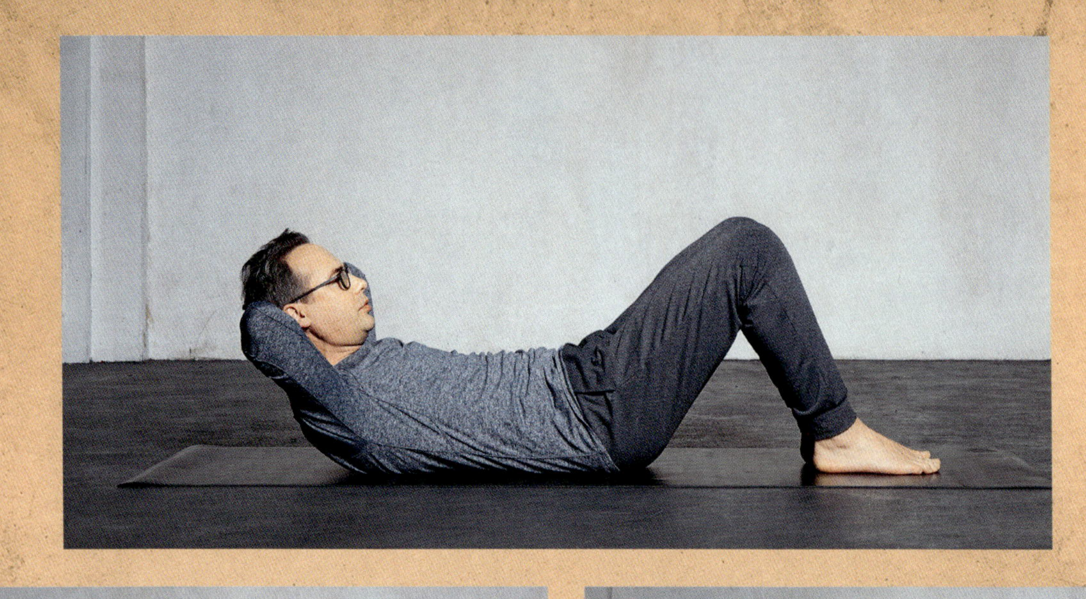
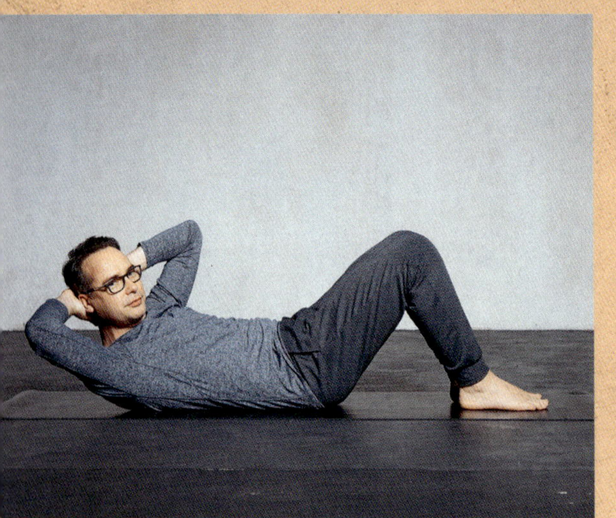
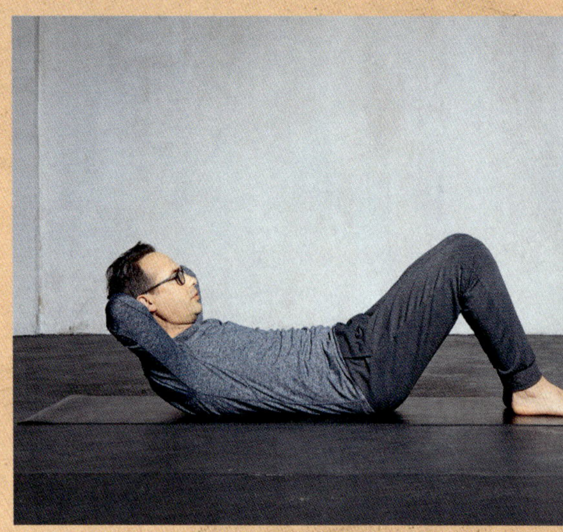
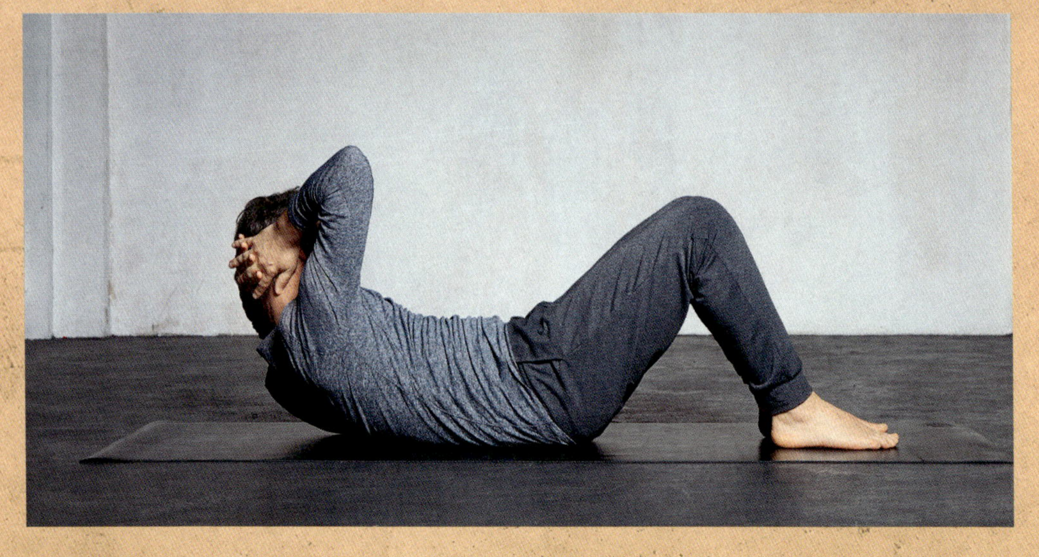

CHEST LIFT WITH ROTATION »TO GO«

Good morning Bauchmuskeln

KURZ & BÜNDIG

Ausgangsposition: in der Chest-Lift-Position anfangen
Bewegungsablauf: beim Ausatmen Rotation zu einer Seite, beim Einatmen zurück zur Mitte, beim Ausatmen Rotation zur anderen Seite, beim Einatmen zurück zur Mitte

ÜBUNG IM DETAIL

Mit dem Ausatmen wird der Rumpf zu einer Seite rotiert. Mit dem Einatmen rotierst du wieder in die Mitte, wobei Kopf und Schultergürtel angehoben bleiben. Mit dem Ausatmen rotierst du zur anderen Seite und ausatmend wieder zur Mitte.

5 bis 10 Wiederholungen pro Seite

WOZU DIESE ÜBUNG?
Diese Übung gehört zum Warm-up und ist eine Vorbereitung für viele Übungen in der Drehbewegung. Wie beim Chest Lift bleibt das Becken in der neutralen Position. Die schrägen Bauchmuskeln werden auf die folgende Stunde vorbereitet.

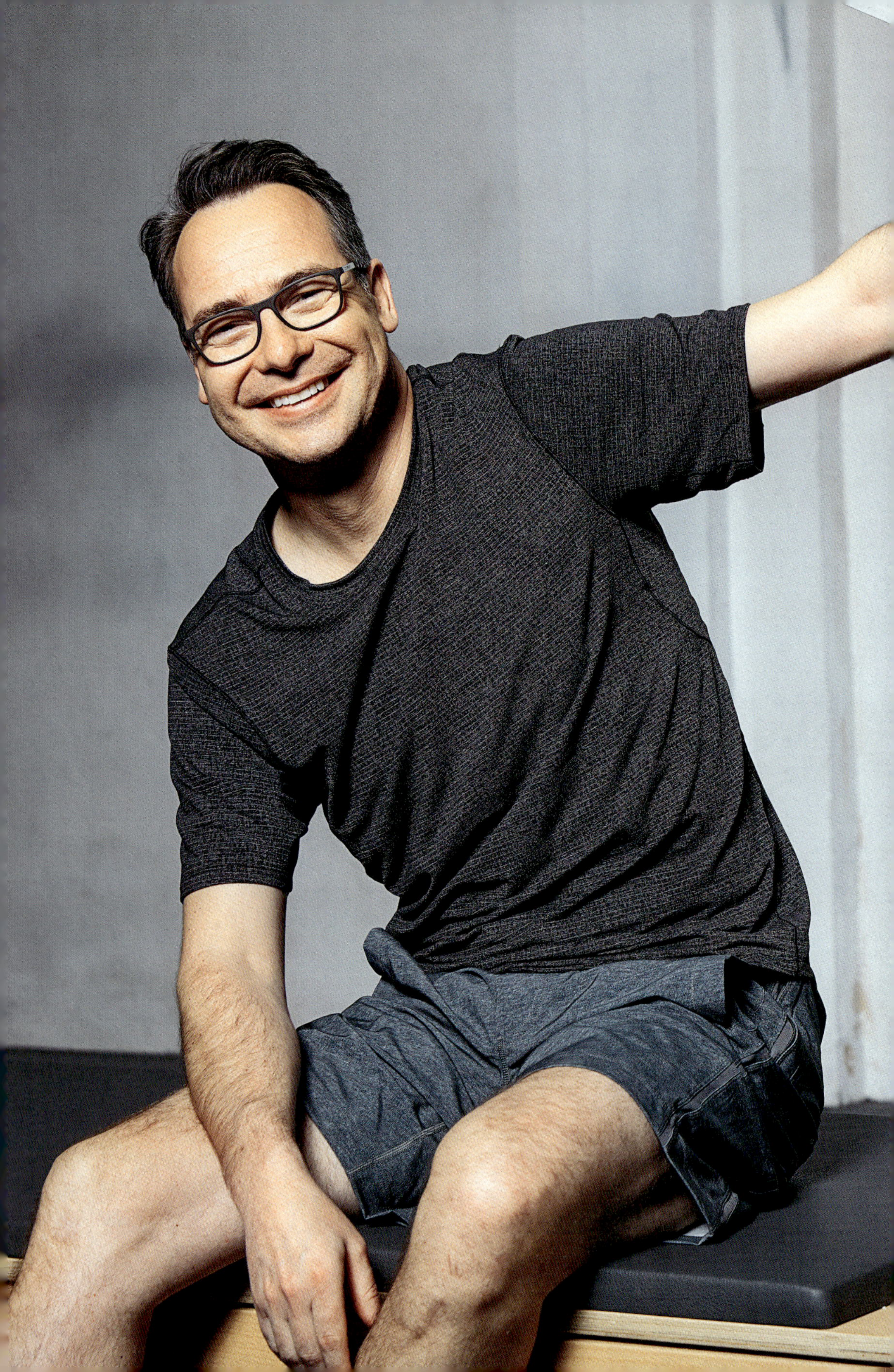

» Here we go – Das Training «

3

Wie oft sollte ich trainieren?

Das hängt ganz davon ab, was du erreichen möchtest und wie viel Zeit du dafür in deinem Alltag einplanen kannst. Meine Kunden kommen ein- bis zweimal die Woche. Zwischen den Trainingseinheiten sollte nicht zu viel Zeit verstreichen, da du sonst immer wieder von vorn anfängst, weil der Trainingseffekt verloren geht. Das ist natürlich extrem frustrierend.

Was mache ich, wenn ich wenig Zeit habe?

Die 55 Übungen, die in diesem Buch erklärt werden, sind eine kleine Auswahl des gesamten Pilates-Repertoires und wurden nach dem BASI© Pilates-Block-System sortiert. Uns ist natürlich klar, dass du während einer Trainingseinheit nicht das gesamte Programm durchturnen wirst, weil es ewig dauern würde. Es ist eher so gedacht, dass du dir ein bis drei Übungen aus jedem Block aussuchst, um sie abwechselnd zu üben. Das Basi© Pilates-Block-System ist einfach eine Hilfestellung, um sicherzugehen, dass der gesamte Körper trainiert wurde.

Bewusst im Alltag

Joseph Pilates' Wunsch war es, dass seine Trainingsprinzipien auch im Alltag umgesetzt werden. Wenn du das nächste Mal etwas Schweres heben musst, spanne die Bauchmuskeln nach innen und oben an, um den Rumpf zu stabilisieren. Gewöhne dir an, dass du, wenn du den Arm über den Kopf streckst, um nach etwas zu greifen, die Schultern unten lässt. Wenn du stundenlang am Computer sitzt, erinnere dich wenigstens ab und zu daran, in einer aufrechten Becken- und Wirbelsäulenhaltung zu sitzen. Das hilft nicht nur dabei, aufmerksamer bei der Sache zu bleiben, sondern wirkt Nacken- und Rückenbeschwerden entgegen. Beim Gehen kannst du deinen Körper genauso bewusst ausrichten und die Grundspannung im Bauch halten, wie wenn du im Supermarkt in der Schlange darauf wartest, dass du drankommst. Diese Vorgänge gehen irgendwann einmal in Fleisch und Blut über.

BEISPIEL FÜR EIN 15-MINUTEN-KURZ-PROGRAMM »TO GO«

Standing Roll Down
Pelvic Curl
Spine Twist Supine
Chest Lift + Chest Lift
with Rotation
Leg Circles
Swan Prep
Leg Pull Front

BEISPIEL FÜR EIN 30-MINUTEN-PROGRAMM FÜR GERÄTE UND MATTE

Roll Up with Roll Up Bar
Double Leg Stretch
Single Leg Stretch
Criss Cross
Footwork: Parallel Heels
Footwork: Calves Raises
Footwork: Prancing
Hip Work: Frog
Hip Work: Circles Down/Up
Spinal Articulation: Short Spine
Arme: gebeugte Arme vor Brust (Pilates-Ring)
gestreckte Arme vor Brust
Trizeps
Bauchlage: Swan Prep (Matte)

Footwork – Füße

Deine Füße sind ständig in Gebrauch. Starke und bewegliche Füße sind wie ein Barometer für allgemeine Fitness. Sie erlauben dir zu gehen, zu rennen und zu springen. Deine Füße sind deine Basis. 25 Prozent aller Knochen im Körper befinden sich in den Füßen. Wenn die Füße und unteren Extremitäten zu schwach oder unbeweglich sind, hat das Auswirkungen auf den ganzen Körper. Das kann zu Knie-, Hüft-, Rücken- oder sogar Nackenschmerzen führen. Deshalb haben wir im Pilates-Training einen kompletten Block für die Füße reserviert.

Es bietet sich an, die Fußarbeit direkt nach dem Warm-up-Block zu machen. Wenn du wenig Zeit hast, kannst du auch direkt mit der Fußarbeit anfangen. Wir haben die Fußarbeit auf dem Cadillac-Gerät ausgewählt, um die Dehnung mehr in den Fokus zu stellen. Du bearbeitest die Füße aus verschiedenen Winkeln, wobei es einmal mehr um Dehnung und ein anderes Mal mehr um Stabilisierung und Kräftigung geht. Dadurch, dass du die Beine gegen den Widerstand der Federn streckst, hast du zusätzlich eine Dehnung in der Beinrückseite. Achte darauf, dass die Beine jedes Mal ganz durchgestreckt werden und dabei das Becken in der neutralen Position bleibt. Wenn du die Übung Single Leg Heel machst, überprüfe, ob sich beide Seiten gleich anfühlen. Diese Übung gibt dir viele Informationen über dein Gangmuster und über Disbalancen, z. B. in Kraft, Stabilität und Dehnung. Da die »to go«-Übungen im Stand ausgeführt werden, wird deine Balance und die Stabilität in den Fußgelenken und im Rumpf sehr gefordert.

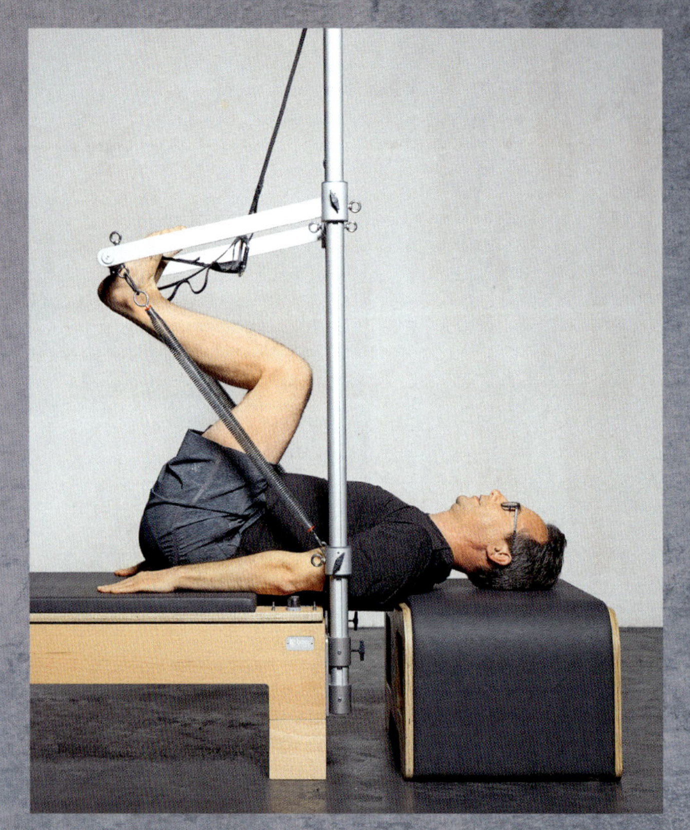

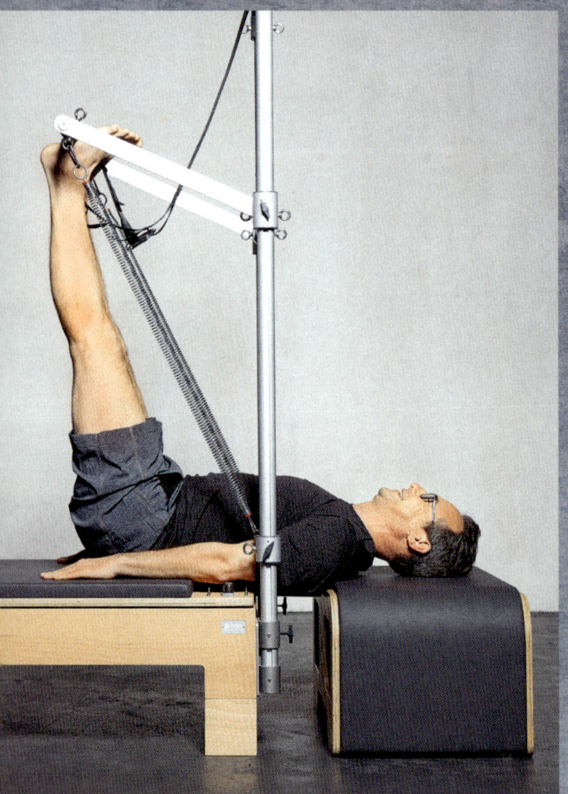

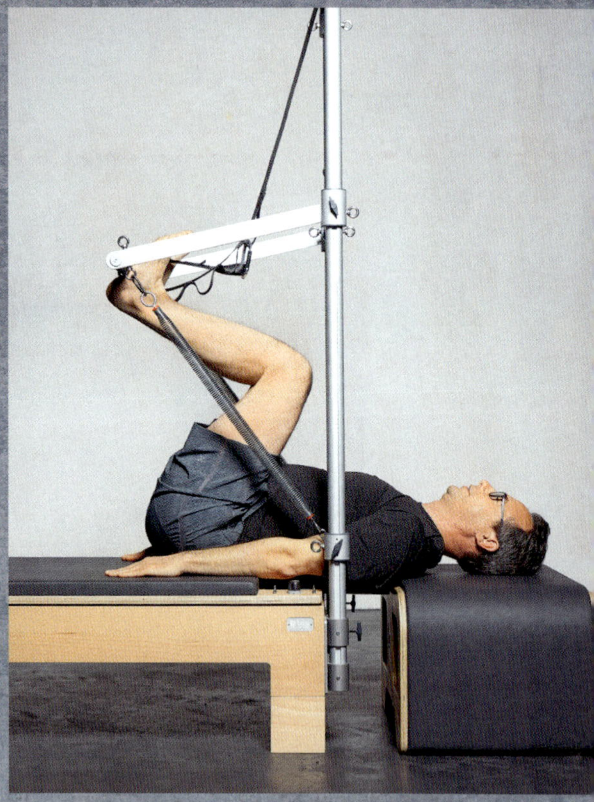

PARALLEL HEELS

Stabile Füße

»Jetzt kommen die Übungen für Füße und Beine. Besonders die Füße werden beim sonstigen Training viel zu oft vernachlässigt. Deswegen sind die folgenden Einheiten bei Fußballern so beliebt. Die wissen nämlich, dass diese beiden Körperteile ihr Kapital sind und deshalb permanent gestärkt werden müssen. Und zwar im Zusammenspiel mit den Beinen. All das wird mit dieser Übung perfekt trainiert. Der Oberschenkel wird richtig lang gedehnt und die Fußmuskulatur gedrillt. Besonders geeignet ist dies zum Beispiel nach dem Joggen oder langen Fahrradtouren. Durch diese Übung wird die Bauchmuskulatur wieder geschmeidig.«

KURZ & BÜNDIG

Ausgangsposition: Rückenlage, Fersen hüftbreit auf die bewegliche Querstange aufgestellt, Beine gebeugt
Federwiderstand: mittel bis schwer
Bewegungsablauf: beim Ausatmen Knie strecken, beim Einatmen Knie beugen

ÜBUNG IM DETAIL

Mit dem Ausatmen streckst du die Beine, wobei die Stange gegen den Federwiderstand hochgedrückt wird. Mit dem Einatmen beugst du die Beine. Deine Füße bleiben geflext, und du lenkst das Steißbein auf die Matte. Nutze sowohl in der Streck- als auch in der Beugephase den Federwiderstand.

»Füße flexen« ist ein Begriff aus dem Ballett und bedeutet, dass die Fußspitze nach oben gezogen wird. Zwischen Bein und Fuß entsteht ein rechter Winkel.

10 Wiederholungen

WOZU DIESE ÜBUNG?
Beim Pilates-Training auf den Geräten hast du einen extra Trainingsblock für die Füße. Sie werden gedehnt, gekräftigt und überhaupt mal wahrgenommen. Gib es zu, du spürst deine Füße nur, wenn sie wehtun, weil der Schuh zwickt. Es wird Zeit, dass du dich mal um sie kümmerst. Sie werden es dir danken. In meiner langjährigen Erfahrung als Pilates-Trainerin waren Sportler aus dem Lauf- und Radsport immer besonders dankbar für diesen Trainingsblock, weil hier extrem viel Wert auf die Ausrichtung der Fuß-, Knie- und Hüftachse gelegt wird. Muskuläre Ungleichgewichte, die durch die Ausübung dieser Sportarten entstehen können, werden hier ausgeglichen oder treten erst gar nicht auf.

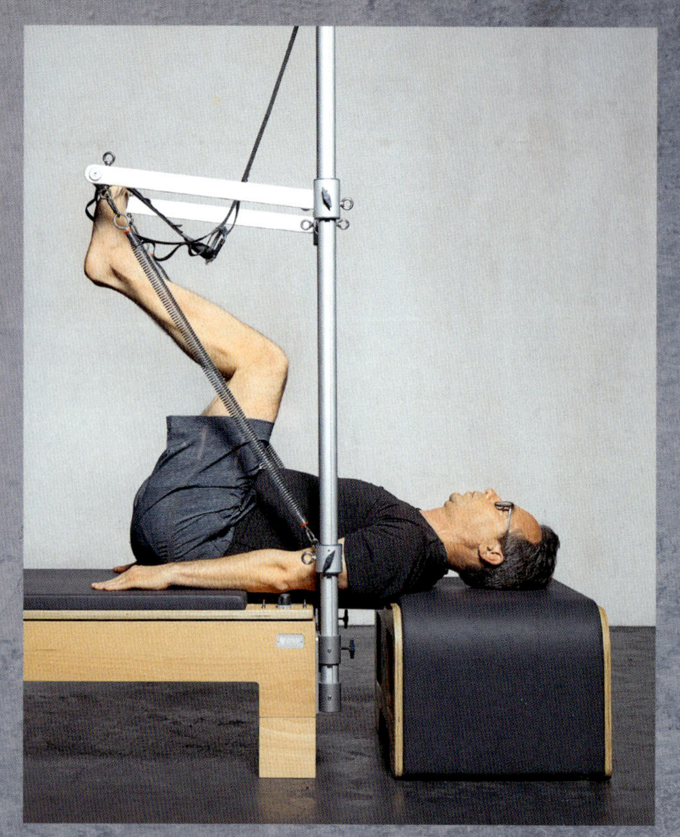
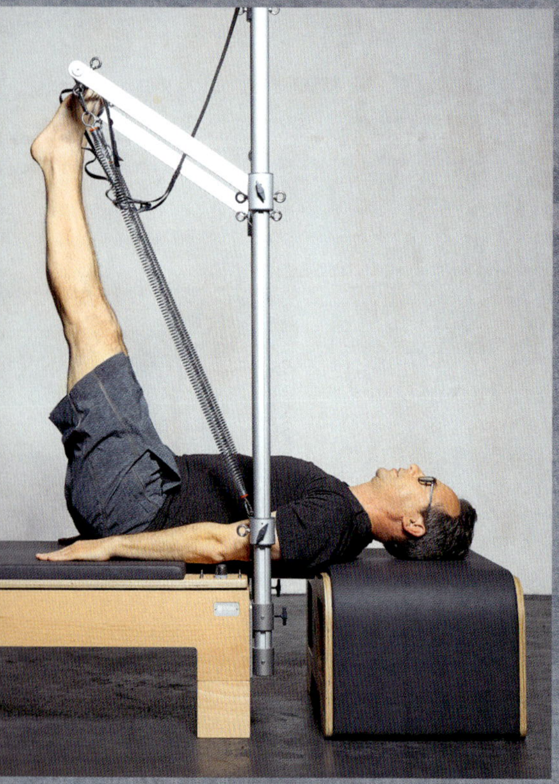
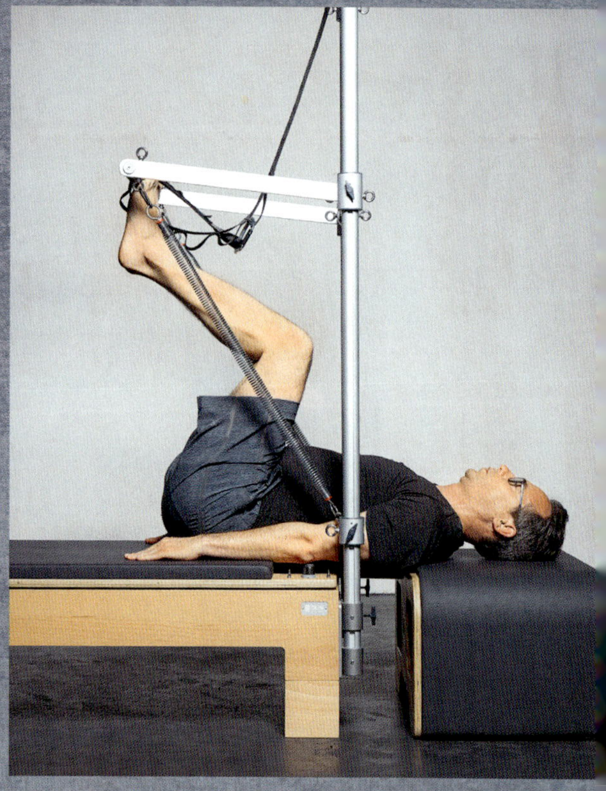

PARALLEL TOES

Kräftige Fußgelenke

»Ganz kleine Veränderung der Fußposition auf dem Trapez mit großer Wirkung. Wenn die Zehen aufgesetzt werden, hat das zur Folge, dass bei gleichem Bewegungsablauf jetzt die Waden und besonders das Schienbein trainiert werden. Schienbein trainieren? Dafür gibt's doch die Schoner ... aber nicht für die Muskeln, die dort entlanglaufen und für stabile Fußgelenke sorgen!«

KURZ & BÜNDIG

Ausgangsposition: Rückenlage,
Zehen hüftbreit auf die bewegliche Querstange aufgestellt, Beine gebeugt
Federwiderstand: mittel bis schwer
Bewegungsablauf: beim Ausatmen Knie strecken, beim Einatmen Knie beugen

ÜBUNG IM DETAIL

Mit dem Ausatmen streckst du die Beine. Die Stange wird gegen den Federwiderstand hochgedrückt. Mit dem Einatmen beugst du die Beine, wobei deine Füße gestreckt und die Fußgelenke stabil bleiben. Du lenkst das Steißbein auf die Matte, damit das Becken unten bleibt. Nutze sowohl in der Streck- als auch in der Beugephase den Federwiderstand.

10 Wiederholungen

WOZU DIESE ÜBUNG?
Diese Übung stärkt gezielt Fußgelenke, Schienbein- und Wadenmuskeln. Bei Lauf- und Kontaktsportarten sind Verletzungen in diesem Bereich sehr häufig, weil man entweder auf unebenem Boden umknickt oder sogar umgerannt wird. Starke und gleichzeitig geschmeidige Unterschenkelmuskeln können dich vor dem Umknicken bewahren.

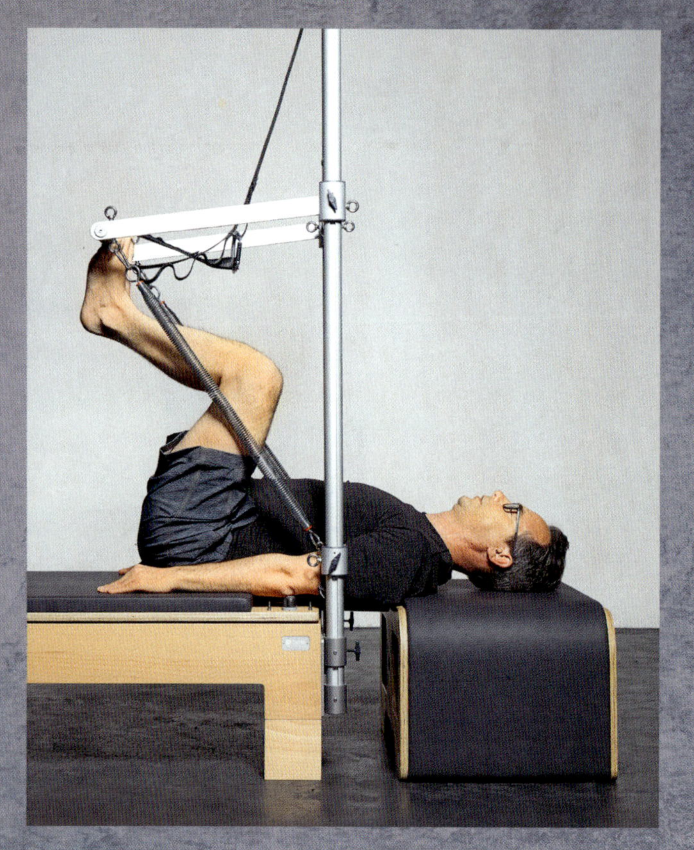

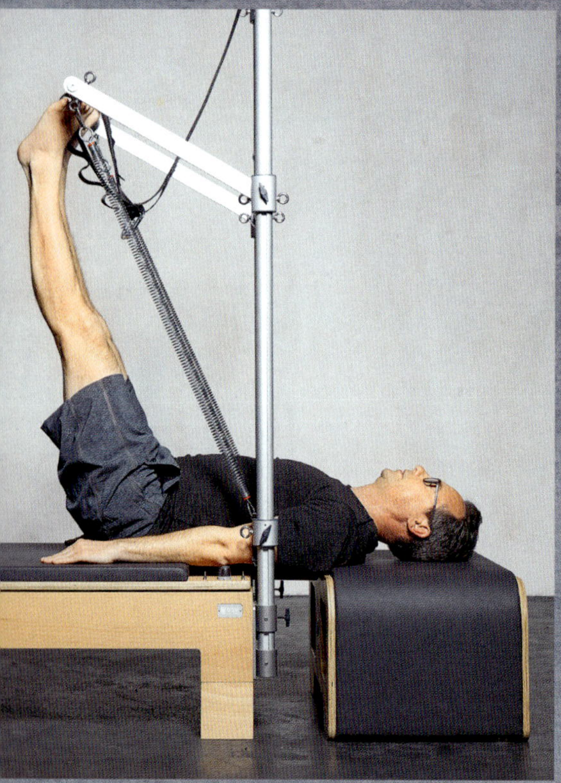

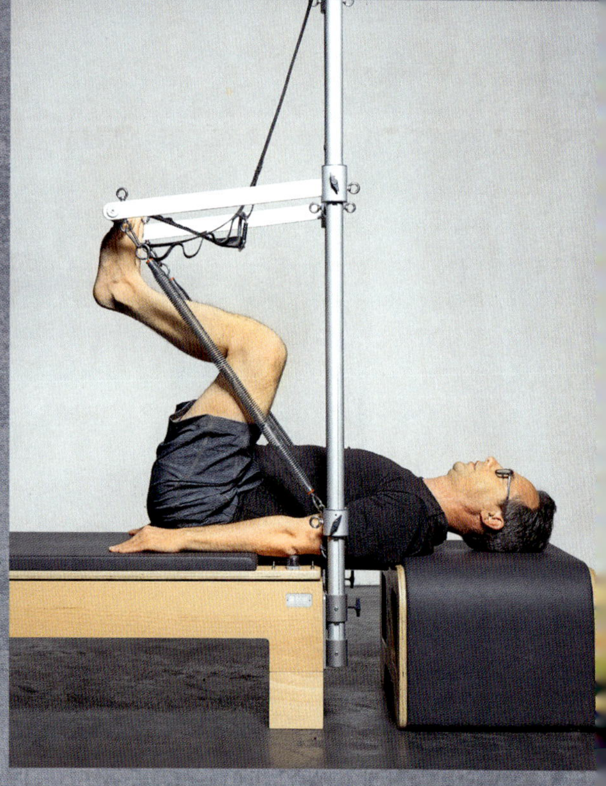

V POSITION TOES

Starke Waden und Schienbeinmuskeln

KURZ & BÜNDIG

Ausgangsposition: Rückenlage, Füße sind in einer V-Position, Beine gebeugt
Federwiderstand: mittel bis schwer
Bewegungsablauf: beim Ausatmen Beine strecken, beim Einatmen Beine beugen

ÜBUNG IM DETAIL

Mit dem Ausatmen streckst du die Beine. Die Stange wird gegen den Federwiderstand hochgedrückt. Mit dem Einatmen beugst du die Beine, wobei deine Fersen zusammengedrückt bleiben und deine Zehen leicht geöffnet sind, sodass deine Füße ein V formen. Lenke das Steißbein auf die Matte, damit das Becken unten bleibt. Nutze sowohl in der Streck- als auch in der Beugephase den Federwiderstand.

10 Wiederholungen

WOZU DIESE ÜBUNG?
Diese Übung stärkt die Waden- und Schienbeinmuskeln, diesmal sind die Füße in einer V-Position ausgerichtet. Das hat zur Folge, dass sich die Beine etwas mehr nach außen bewegen und in der Hüfte mehr Spielraum in Richtung Beugung möglich ist. Außerdem werden durch diese Position die Außenseiten der Schienbeine trainiert. Da man meistens nach außen umknickt, macht es ganz viel Sinn, dort gezielt zu kräftigen.

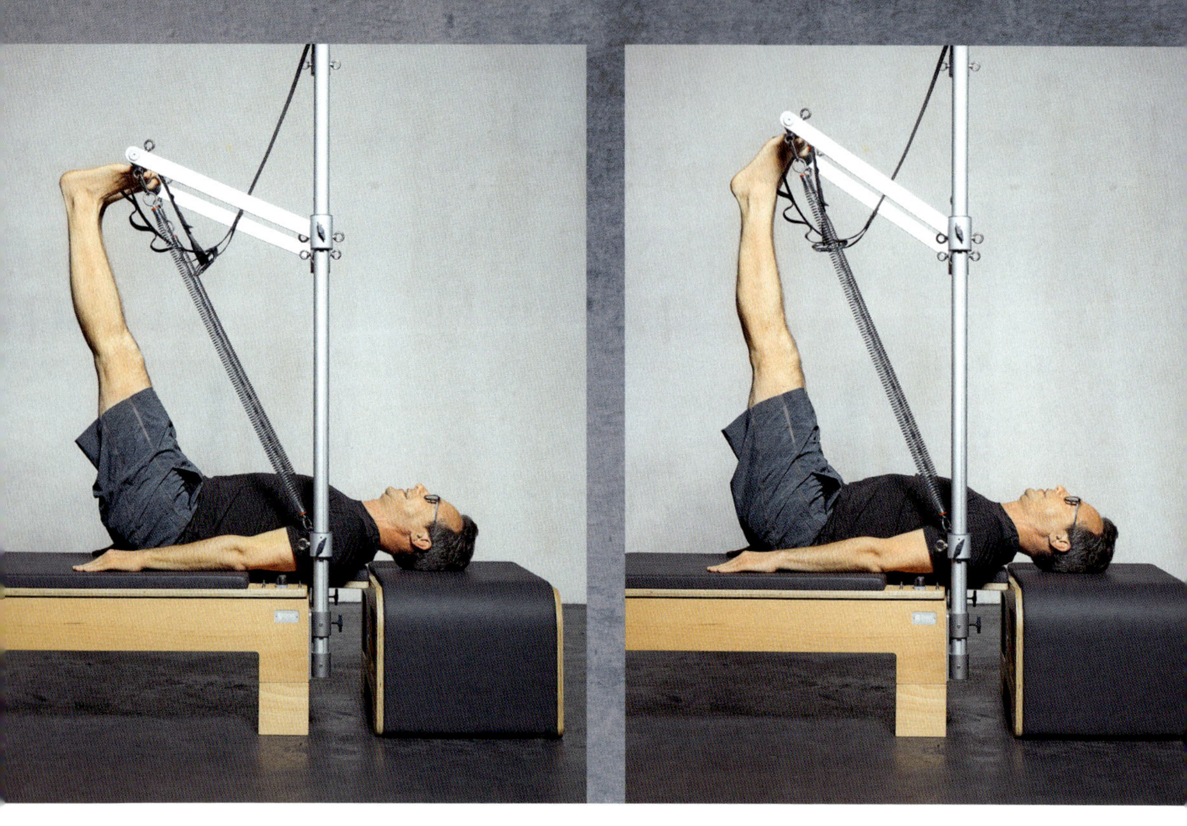

CALF RAISES

Knackige Waden

»Das ist noch mal eine echte Steigerung für Waden, Sprunggelenke und den kompletten Bandapparat am Knöchel. Eine der Lieblingsübungen von Basketballern. Ist ja auch logisch, wie oft die umknicken. Wenn aber alles extrem gekräftigt ist, reißen Bänder eben nicht so schnell. Gute Stabilität im Sprunggelenk ist eigentlich für jede Sportart unerlässlich. Außer für Schach vielleicht.«

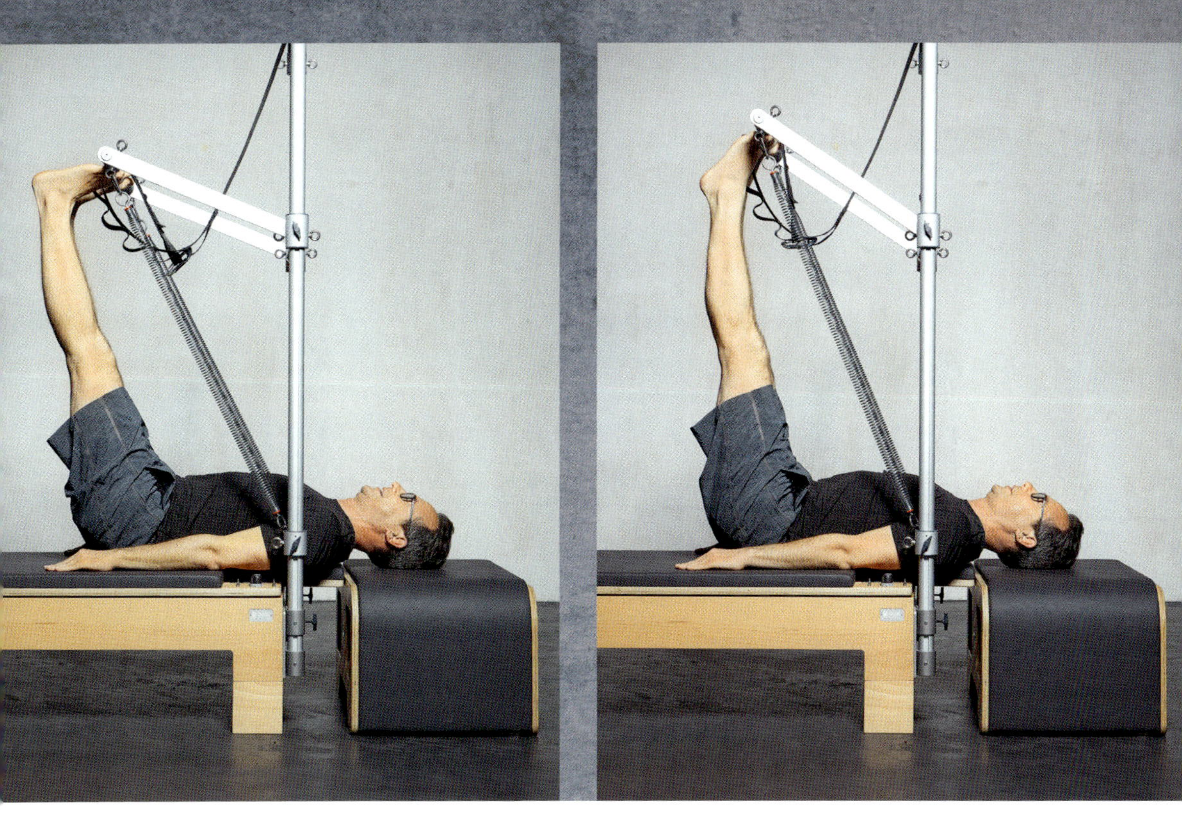

KURZ & BÜNDIG

Ausgangsposition: Rückenlage, Zehen auf der Stange, Beine parallel und hüftbreit aufgestellt
Federwiderstand: mittel bis schwer
Bewegungsablauf: beim Einatmen Füße flexen, beim Ausatmen Füße strecken

ÜBUNG IM DETAIL

Mit dem Einatmen flext du die Füße. Mit dem Ausatmen streckst du die Füße.
Deine Beine sind während der gesamten Übung gestreckt. Du benutzt den kompletten Bewegungsradius des oberen Sprunggelenks.

10 Wiederholungen

WOZU DIESE ÜBUNG?
Diese Übung konzentriert sich auf die Wadenkräftigung und -dehnung. Knackige Waden sind nicht nur optisch ein Hingucker, sie sind auch wichtig, um schneller laufen oder springen zu können.

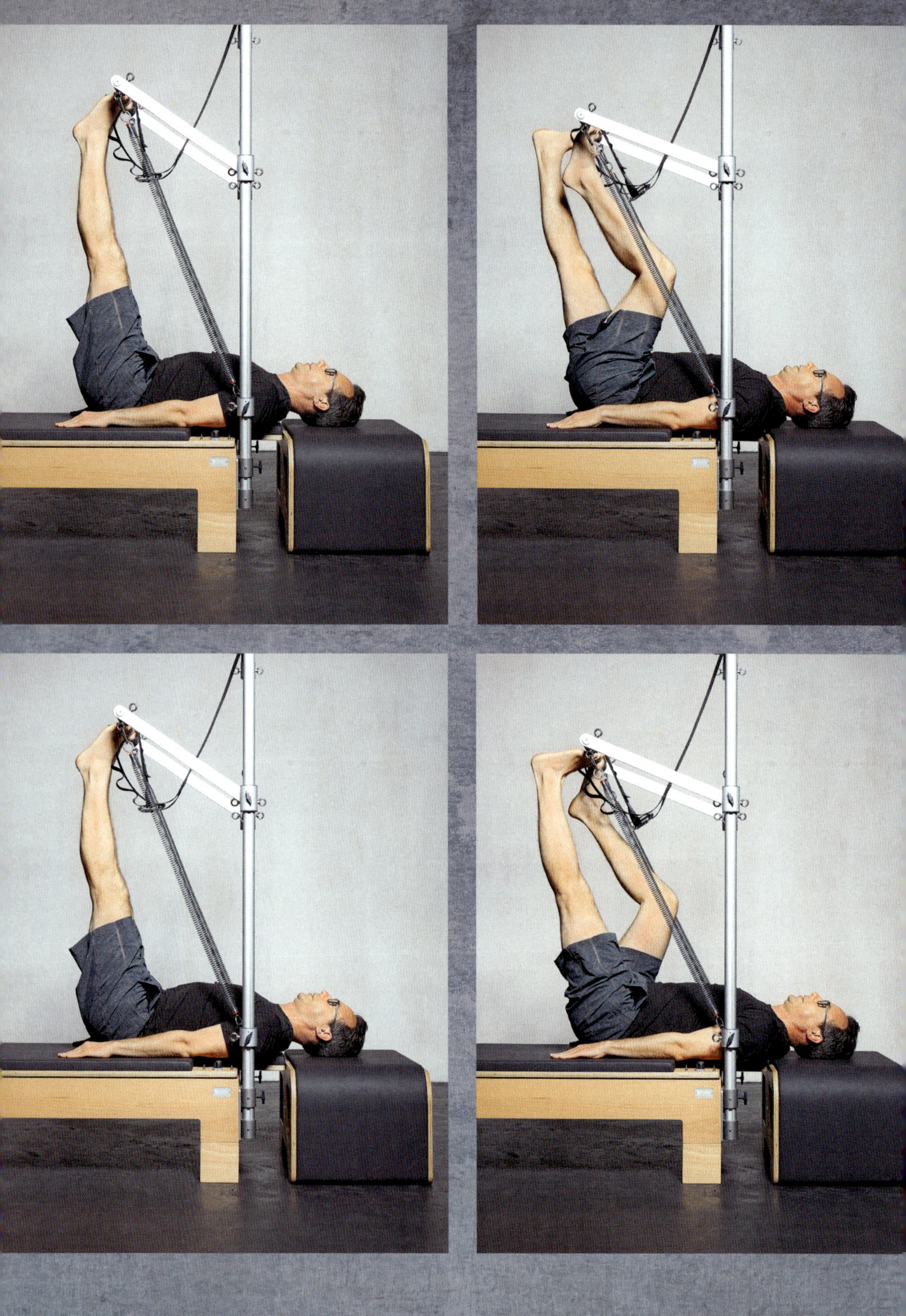

PRANCES
Koordination & Timing

»Die Laufsimulation ist der finale Abschluss der Fußmobilisation und -stabilisation. Das mache ich total gerne, denn danach spürt man sofort eine Verbesserung der Stabilität. Ein perfektes Feedback – der Körper gibt nach einer Übungssession von fünf Minuten sofort das Signal: Hat sich gelohnt, alles wieder stabil.«

KURZ & BÜNDIG

Ausgangsposition: Rückenlage, Zehen parallel und hüftbreit aufgestellt
Federwiderstand: mittel bis schwer
Bewegungsablauf: beim Einatmen einen Fuß flexen, während der andere zur gleichen Zeit gestreckt wird, beim Ausatmen Seite wechseln, wiederholen wie eine Laufbewegung

ÜBUNG IM DETAIL

Fang diese Übung mit gestreckten Füßen an. Senke die Stange ab, indem du ein Bein beugst, während das andere gestreckt bleibt, sodass eine Art Laufbewegung entsteht.
Nutze sowohl in der Streck- als auch in der Beugephase den Federwiderstand.
Das Steißbein sollte ständig Richtung Matte gelenkt werden.

10 Wiederholungen

WOZU DIESE ÜBUNG?
Hier wird alles noch einmal aufgegriffen und in Form der Laufbewegung dynamisch umgesetzt. Dadurch wird dann auch noch Koordination und Timing trainiert.

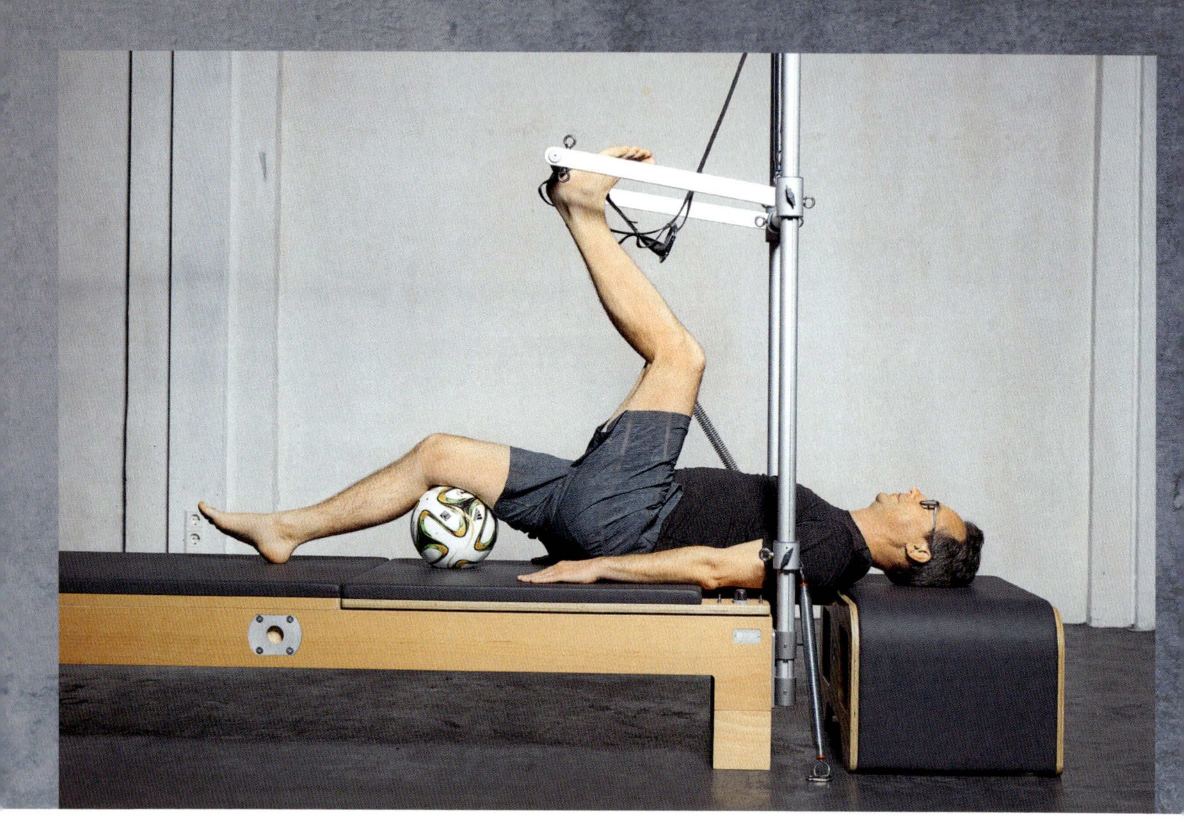

SINGLE LEG HEEL

Balance zwischen linker und rechter Seite

»Dehnung hoch zwei! Und zwar für jedes Bein einzeln. Das ist sehr wichtig. Jeder von uns hat ein Stand- und ein Spielbein. Ich zum Beispiel stand immer gerne mit meinem rechten Bein fest auf dem Boden, während ich das linke dagegen nur mit den Zehen auftippte. Sieht vielleicht lässig aus, ist aber für die Symmetrie des Körpers und speziell der Wirbelsäule eine Sechs mit Sternchen. Seit ich diese Übung kenne, versuche ich eine falsche Standposition zu vermeiden und immer ausbalanciert zu stehen. Meine Muskeln waren tatsächlich unterschiedlich lang, bevor ich mit Pilates angefangen habe. Diese Übung legt ein Defizit schnell offen, und man weiß, woran man arbeiten muss.«

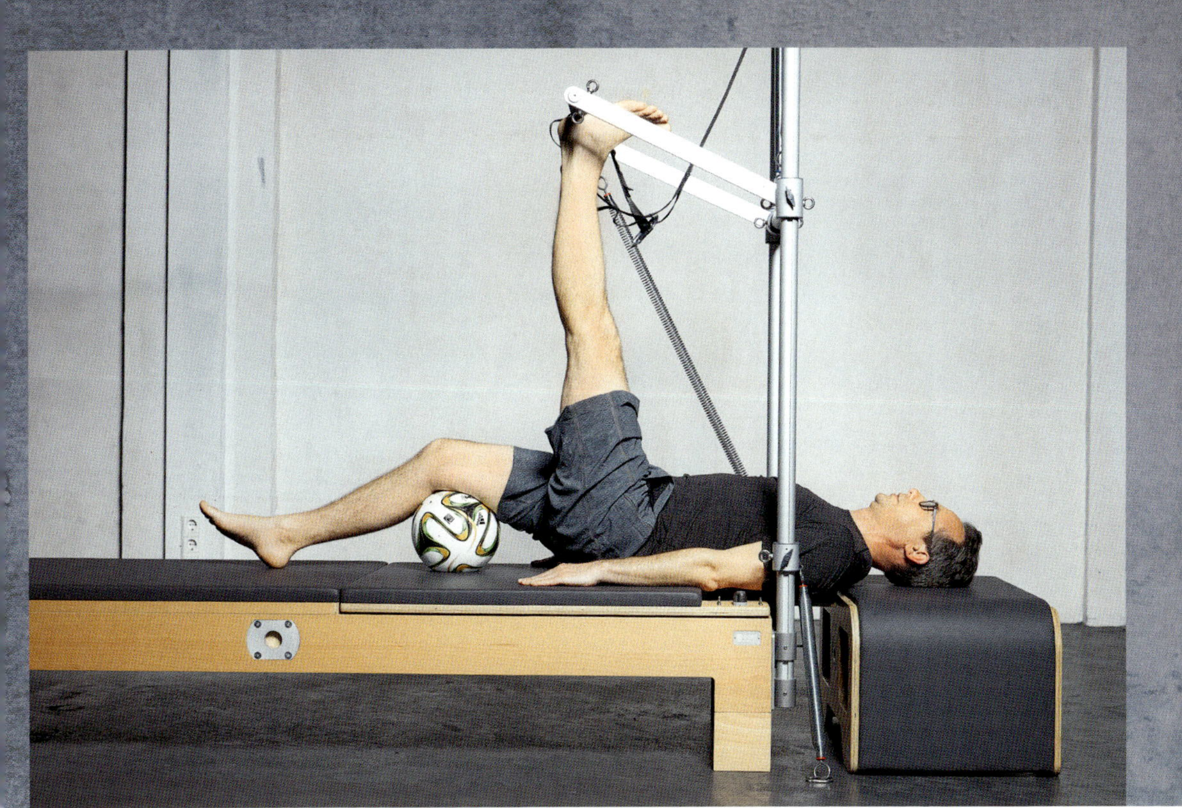

KURZ & BÜNDIG

Ausgangsposition: Rückenlage, ein Bein mit der Ferse genau über dem Hüftgelenk aufgestellt, Knie gebeugt und parallel, das andere Bein wird lang über die Matte ausgestreckt; wenn zu unbeweglich, unter die Kniekehle eine Rolle oder einen Ball legen
Federwiderstand: mittel bis schwer
Bewegungsablauf: beim Ausatmen Bein strecken, beim Einatmen Bein beugen

ÜBUNG IM DETAIL

Mit dem Ausatmen schiebst du die Stange hoch, bis das Bein gestreckt ist, wobei der Fuß angezogen bleibt. Mit dem Einatmen beugst du das Bein und lenkst dabei das Steißbein zur Matte. Das Becken bleibt während der gesamten Übung gleichmäßig auf der Matte. Nutze während der Streckung und Beugung des Beins den Federwiderstand.

10 Wiederholungen

WOZU DIESE ÜBUNG?
Es gibt immer ein stärkeres Bein. Wenn du, ohne nachzudenken, stehst, Treppen steigst, losrennst oder abspringst, hast du wahrscheinlich ein Bein, von dem aus du instinktiv anfängst! Pilates hat zum Ziel, eine Balance zwischen rechter und linker Seite herzustellen, um Verletzung zu verhindern. Deshalb trainieren wir die Beine auch getrennt voneinander.

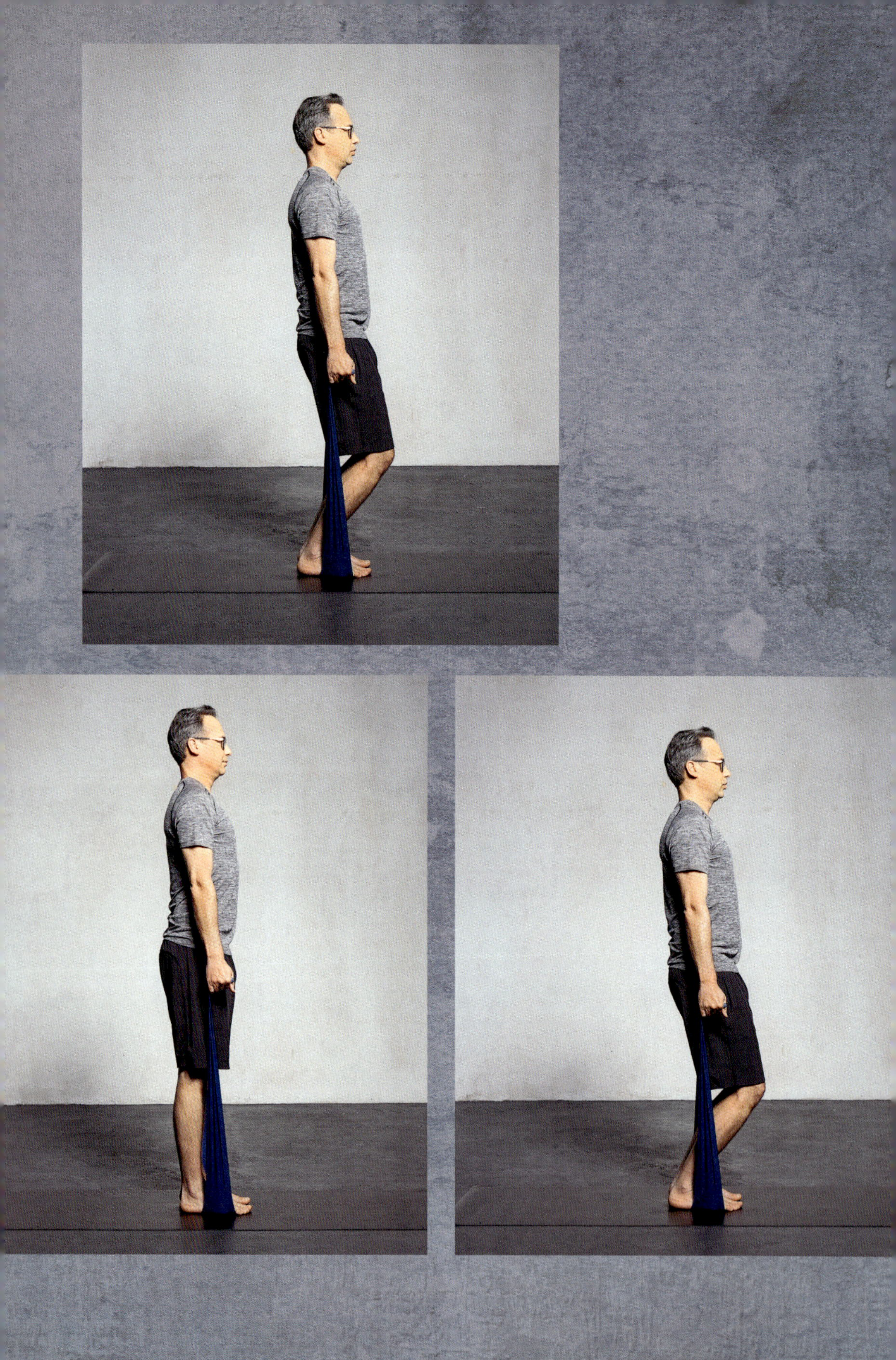

PARALLEL HEELS »TO GO«

Beweglichkeit und Kraft in den Füßen

KURZ & BÜNDIG

Ausgangsposition: aufrechter Stand, Theraband unter Vorfuß, Füße parallel, Beine gebeugt, Knie über die zweiten Zehen ausgerichtet, Theraband straff und nah am Körper halten
Widerstand: mittel bis schwer
Bewegungsablauf: beim Ausatmen Beine strecken, beim Einatmen Beine beugen

ÜBUNG IM DETAIL

Ausatmend werden die Beine gestreckt und die Füße in den Boden gedrückt, während die Wirbelsäule gegen den Widerstand des Therabandes aktiv verlängert wird, sodass sich der ganze Körper wie aufgespannt anfühlt. Einatmend beugst du die Beine, behältst aber die Spannung bei. Benutze hierfür das Theraband, je straffer du greifst, desto herausfordernder wird es.

10 Wiederholungen

WOZU DIESE ÜBUNG?
Wenn du unterwegs bist und trotzdem an Beweglichkeit und Kraft in den Füßen arbeiten möchtest, dann geht das mit dem Theraband wunderbar im Stehen. Die erste Übung ist erst mal eine Orientierung für den Körper. Wie stehe ich heute? Bin ich schief? Ist das Gewicht auf beiden Füßen gleichmäßig verteilt? Dadurch, dass du auf dem Theraband stehst und die Enden in den Händen hältst, merkst du genau, wenn du abweichst, und kannst dich sofort korrigieren.

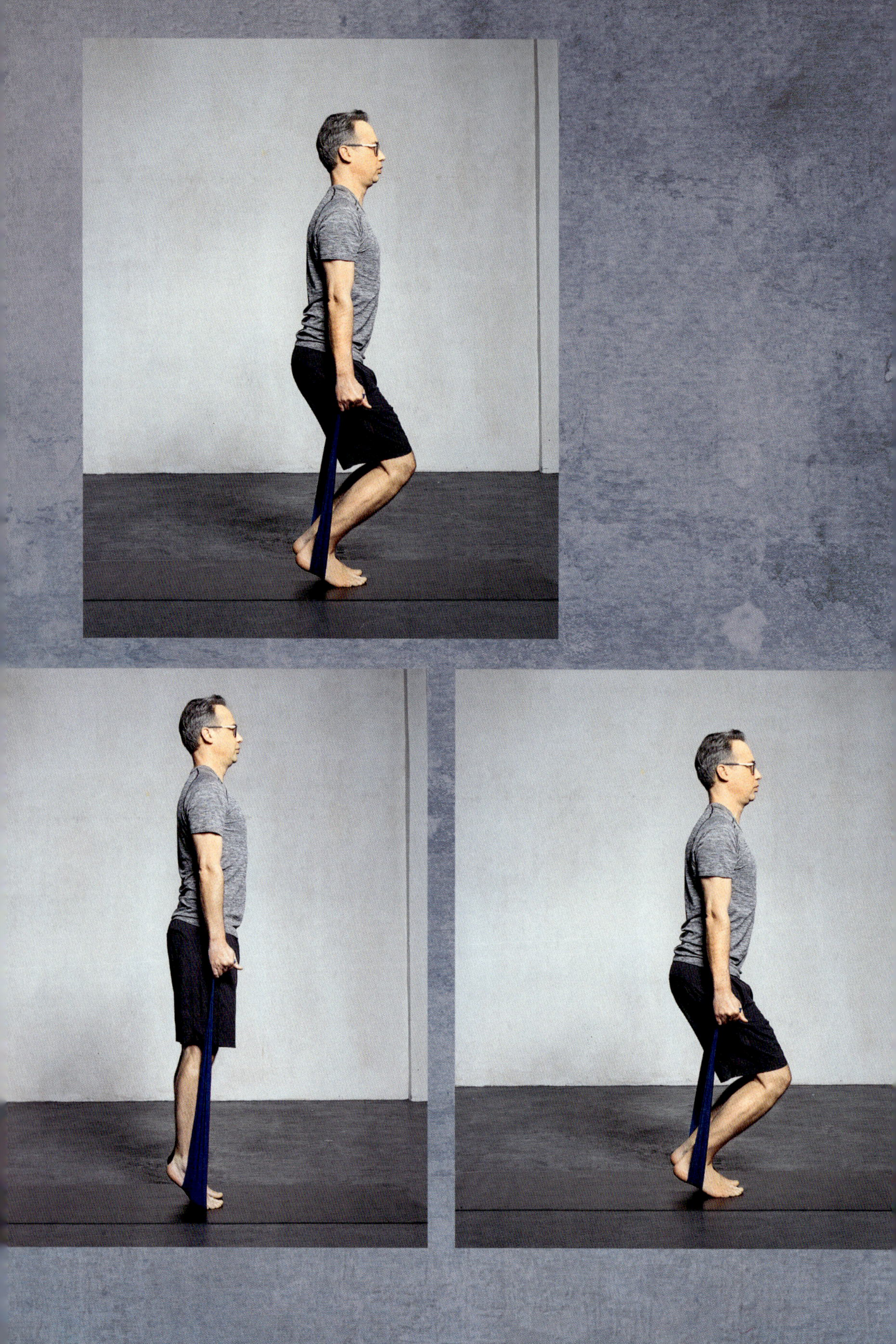

PARALLEL TOES »TO GO«

Ausgeglichen und stabil auf den Füßen

KURZ & BÜNDIG

Ausgangsposition: aufrechter Stand, Zehenstand, Theraband unter Vorfuß, Knie gebeugt und über die zweiten Zehen ausgerichtet, Theraband straff halten, Handflächen zum Körper
Widerstand: mittel bis schwer
Bewegungsablauf: beim Ausatmen Beine strecken, beim Einatmen Beine beugen

ÜBUNG IM DETAIL

Mit dem Ausatmen streckst du die Beine und arbeitest gegen den Widerstand des Therabandes. Die Fersen bleiben gehoben und die Fußgelenke sind stabil.
Mit dem Einatmen beugst du die Beine und lenkst die Knie über die zweiten Zehen. Die Arme bleiben nah am Körper, und du hältst das Theraband straff. Achte weiterhin darauf, dass der Oberkörper absolut aufrecht bleibt.

10 Wiederholungen

WOZU DIESE ÜBUNG?
Mit dieser Übung geht's richtig zur Sache. Jetzt kannst du testen, ob du wirklich ausgeglichen und stabil auf deinen Füßen stehst. Wenn die Übung noch nicht klappt, halte dich fest, anstatt das Theraband in den Händen zu halten.

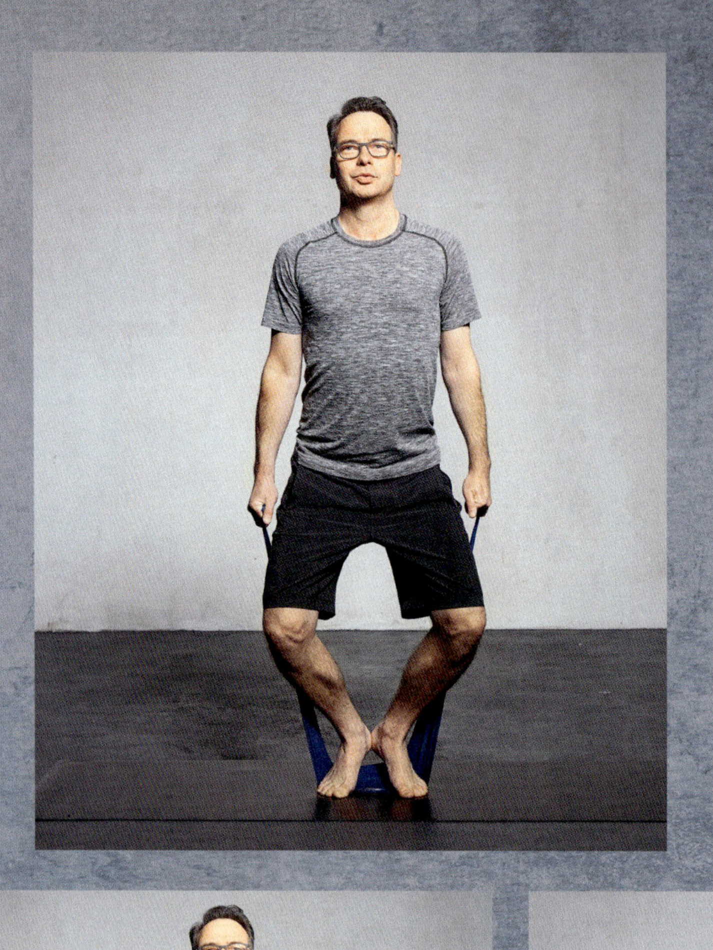
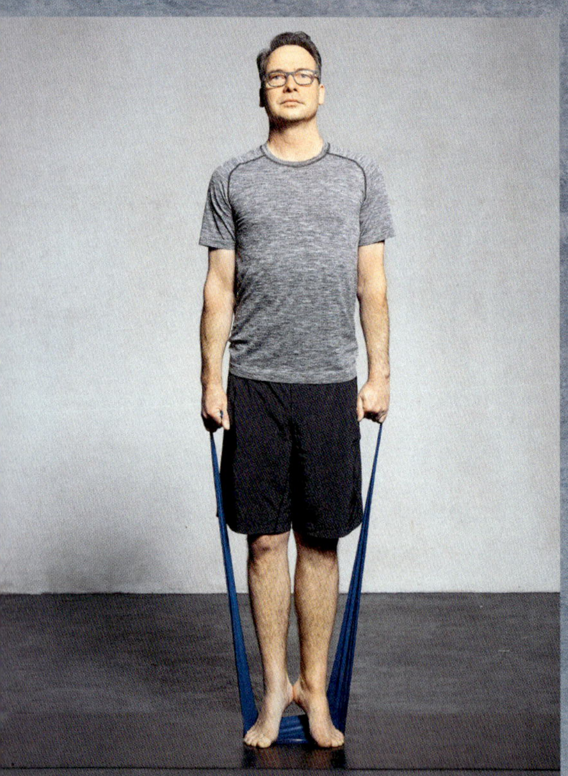
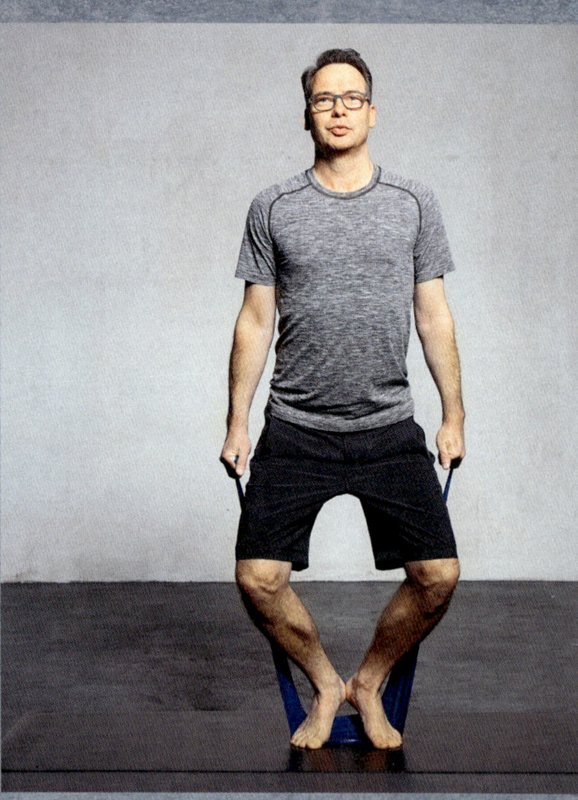

V POSITION TOES »TO GO«

Sexy Schienbeinmuskeln

KURZ & BÜNDIG

Ausgangsposition: aufrechter Stand, Zehenstand, Fersen zusammen und Zehen auseinander, Theraband unter Vorfuß, Füße bilden ein V, Knie gebeugt und über die zweiten Zehen ausgerichtet
Widerstand: mittel bis schwer
Bewegungsablauf: beim Ausatmen Beine strecken, beim Einatmen Beine beugen

ÜBUNG IM DETAIL

Mit dem Ausatmen streckst du die Beine gegen den Widerstand des Bandes und schiebst die Wirbelsäule wieder lang nach oben zur Decke. Der Rücken bleibt aufgerichtet.
Mit dem Einatmen beugst du die Beine und steuerst auch hier gegen den Widerstand des Therabandes an. Die Knie werden über die zweiten Zehen geführt, um die V-Position der Füße in den Beinen fortzusetzen.
Drücke die Fersen über den gesamten Ablauf der Übung zusammen und halte auch hier die Arme eng am Körper. Wenn die Übung noch nicht klappt, halte dich fest, anstatt das Theraband in den Händen zu halten.

10 Wiederholungen

WOZU DIESE ÜBUNG?
Durch die V-Position werden die Muskeln an der Außenseite der Schienbeine besonders trainiert.

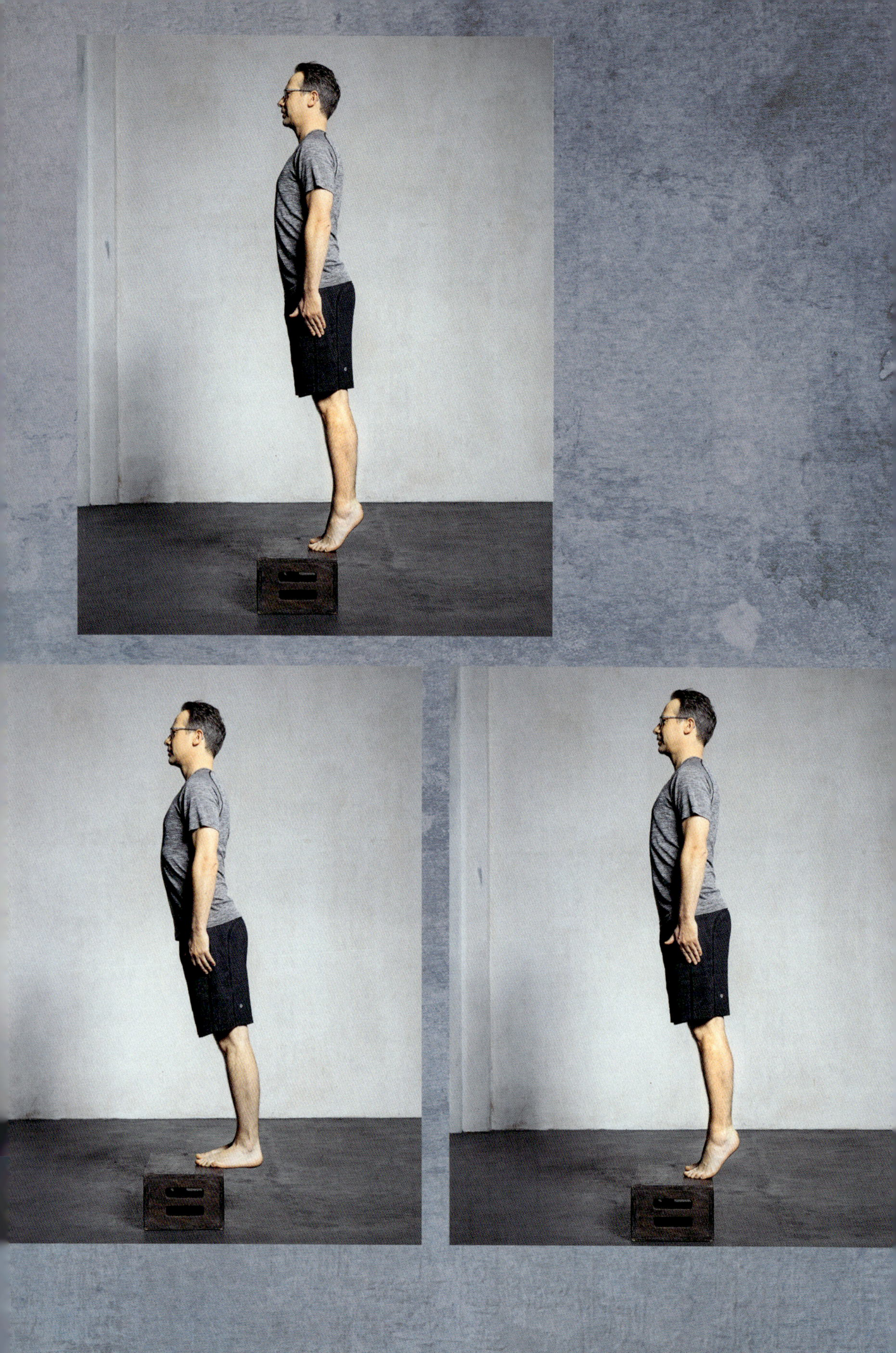

CALF RAISES »TO GO«

Dehnung und Kräftigung der Fußmuskulatur

KURZ & BÜNDIG

Ausgangsposition: aufrechter Stand auf Treppenabsatz oder Buch, Zehenstand, Beine gestreckt und parallel, bei Bedarf festhalten

Bewegungsablauf: beim Einatmen Fersen senken, beim Ausatmen Fersen heben

ÜBUNG IM DETAIL

Während des Einatmens werden die Fersen abgesenkt, bis du eine Dehnung in den Waden spürst. Mit dem Ausatmen hebst du die Fersen wieder an. Die Knie bleiben gestreckt und der Oberkörper aufgerichtet. Du kannst dich auch irgendwo festhalten.

Führe die Bewegung langsam und kontrolliert aus.

10 Wiederholungen

WOZU DIESE ÜBUNG?

Wenn du ein Läufer bist, kennst du verspannte Waden. Diese Übungen solltest du regelmäßig zur Dehnung und Kräftigung der Fuß-, Waden- und Schienbeinmuskulatur machen.

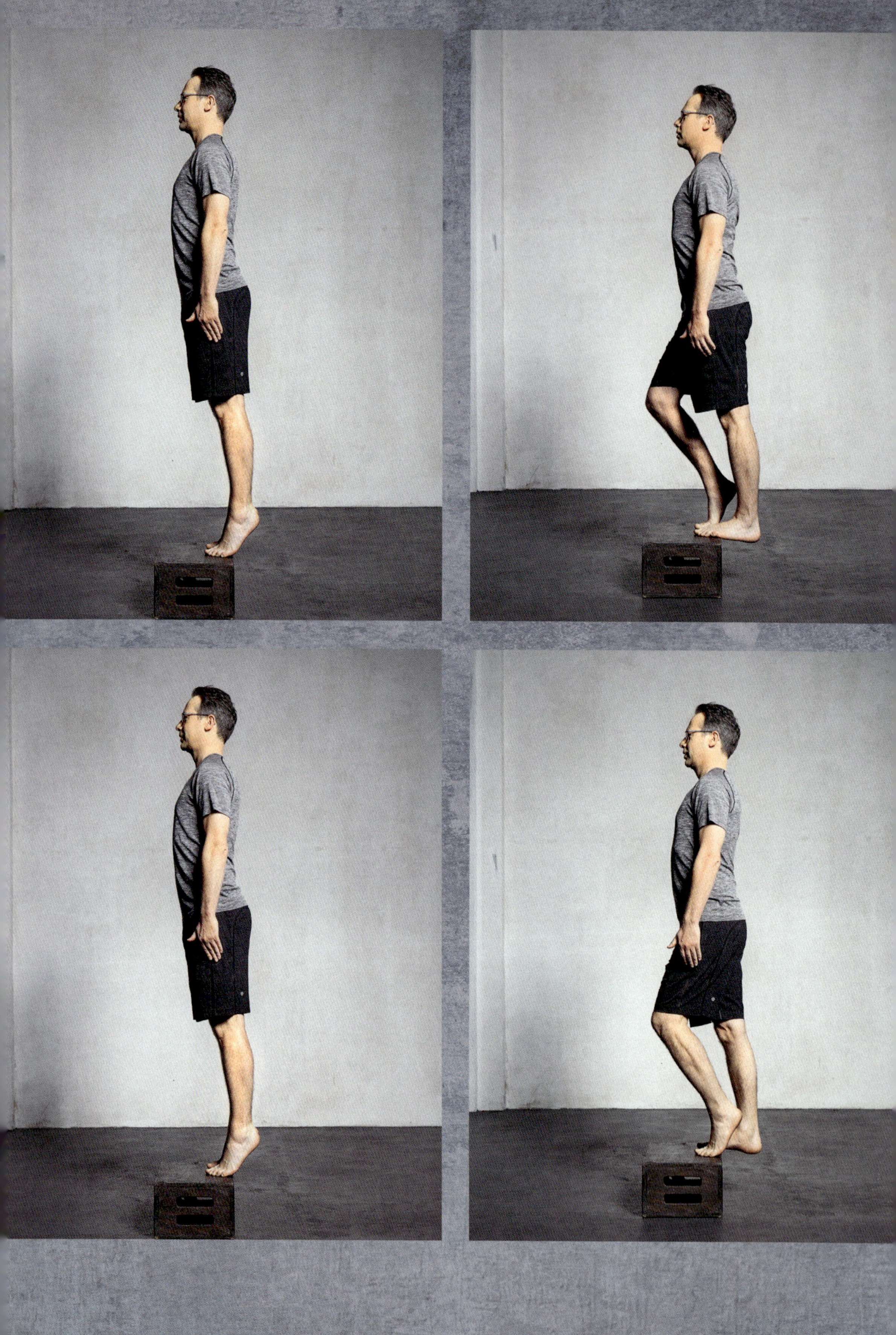

PRANCES »TO GO«

Die optimale Kraftübertragung

KURZ & BÜNDIG

Ausgangsposition: aufrechter Stand, auf Treppenabsatz oder Buch, Zehenstand parallel, Beine gestreckt, bei Bedarf festhalten
Bewegungsablauf: beim Einatmen eine Ferse absenken, anderer Fuß bleibt auf Zehenstand, beim Ausatmen beide Fersen heben, beim Einatmen andere Ferse absenken, anderer Fuß bleibt auf Zehenstand, Wiederholung im Wechsel

ÜBUNG IM DETAIL

Ein- und ausatmend die Füße und Knie im Wechsel beugen und strecken, sodass daraus eine Art Laufen auf der Stelle entsteht. Senke die Ferse so tief wie möglich hinab, während du mit dem anderen Fuß so hoch wie möglich in den Zehenstand gehst, um den Bewegungsradius der Füße komplett auszunutzen.
Der Seitenwechsel wird immer über den Zehenstand gemacht.
Halte dich am besten fest, um die Bewegung noch langsamer und kontrollierter ausführen zu können.
Der Oberkörper bleibt aufgerichtet.

10 Wiederholungen

WOZU DIESE ÜBUNG?
Wenn du Laufsportarten ausübst und zu Wadenkrämpfen oder Achillessehnenschmerzen neigst, solltest du diese Übungen regelmäßig machen, um die Fußmuskulatur, die Waden- und Schienbeinmuskulatur zu dehnen und zu kräftigen. Für den Radsport ist diese Übung ebenso hilfreich, weil sie verstärkt die Fuß-, Knie- und Hüftachse trainiert.
Gute Achse = bessere Kraftübertragung.

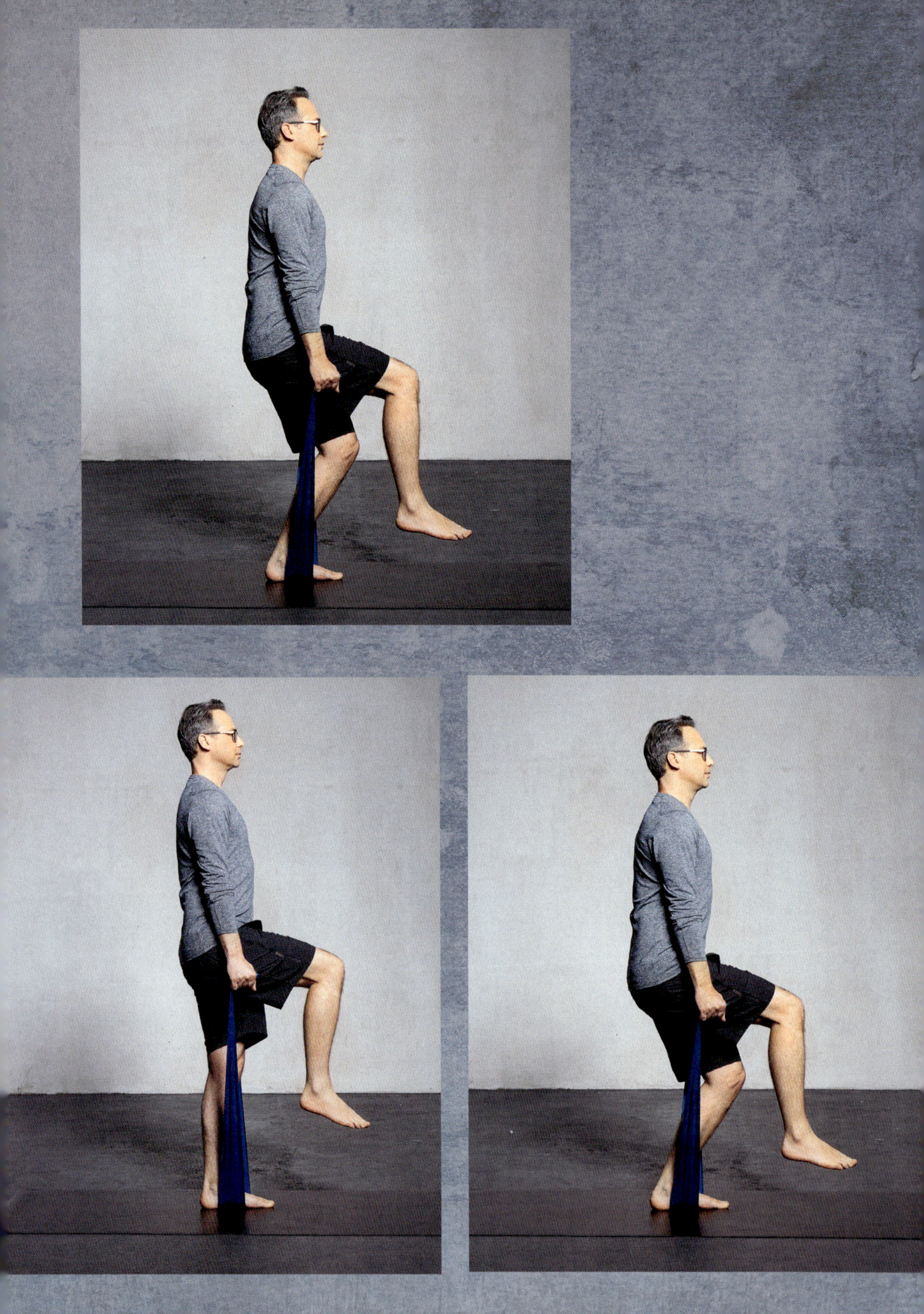

SINGLE LEG HEEL »TO GO«

Kraft auf einem Bein

KURZ & BÜNDIG

Ausgangsposition: aufrechter Stand, Standbein gebeugt, Knie über die zweiten Zehen ausgerichtet, anderes Bein angehoben, Becken gerade
Widerstand: mittel bis schwer
Bewegungsablauf: beim Ausatmen Standbein strecken, beim Einatmen Standbein beugen

ÜBUNG IM DETAIL

Mit dem Ausatmen wird das Standbein gestreckt, mit dem Einatmen gebeugt. Das Spielbein wird nach vorne angehoben. Du hältst das Band sehr straff, sodass du in der Beuge- und Streckphase gegen den Widerstand des Therabandes arbeiten kannst. Der Rücken wird lang gestreckt und aufgerichtet gehalten.

10 Wiederholungen

WOZU DIESE ÜBUNG?
Wie bei allen Übungen, die auf einem Bein stattfinden, merkst du, wie unterschiedlich die Seiten sind; nicht nur in puncto Balance, sondern auch was die Kraft angeht. Wenn die Übung noch nicht klappt, halte dich fest, anstatt das Theraband in den Händen zu halten.

Abdominal Work – Bauchmuskeln

»to go«:

In einer Pilates-Stunde arbeiten die Bauchmuskeln die ganze Zeit. Trotzdem widmen wir ihnen einen extra Block, da sie zusammen mit den Rückenmuskeln für die Stabilität der Wirbelsäule so entscheidend sind. Diese Muskelgruppe sorgt in Alltag und Sport für die Beugung des Rumpfes, ermöglicht die Drehbewegung und seitliche Neigung der Wirbelsäule. Der quere Bauchmuskel richtet den Rumpf auf und stabilisiert den unteren Rücken. Das ganze Paket ist also eine wirklich wichtige Gruppe von Muskeln.

Da wir diese Muskelgruppe beim Warm-up schon auf dynamische Art trainiert haben – konzentrisch beim Hochkommen und exzentrisch beim Runterkommen (bei der Übung Chest Lift) –, wird diese Gruppe jetzt auf isometrische Art trainiert. Jetzt geht es also darum, die Höhe des Rumpfes zu halten, damit Stabilität und Haltekraft in diesem Bereich verbessert wird. Du darfst hier aus deiner Komfortzone herauskommen, achte allerdings darauf, dass du die Bewegung mit korrektem Muskeleinsatz und sauberer Technik ausführst. Die Atmung macht hier den großen Unterschied, also nutze dieses Potenzial der Pilates-Technik. Mit diesen Übungen hast du die Möglichkeit, die Bauchmuskeln in jedem erdenklichen Winkel zu bearbeiten. Du wirst eine ziemlich schnelle Verbesserung spüren.

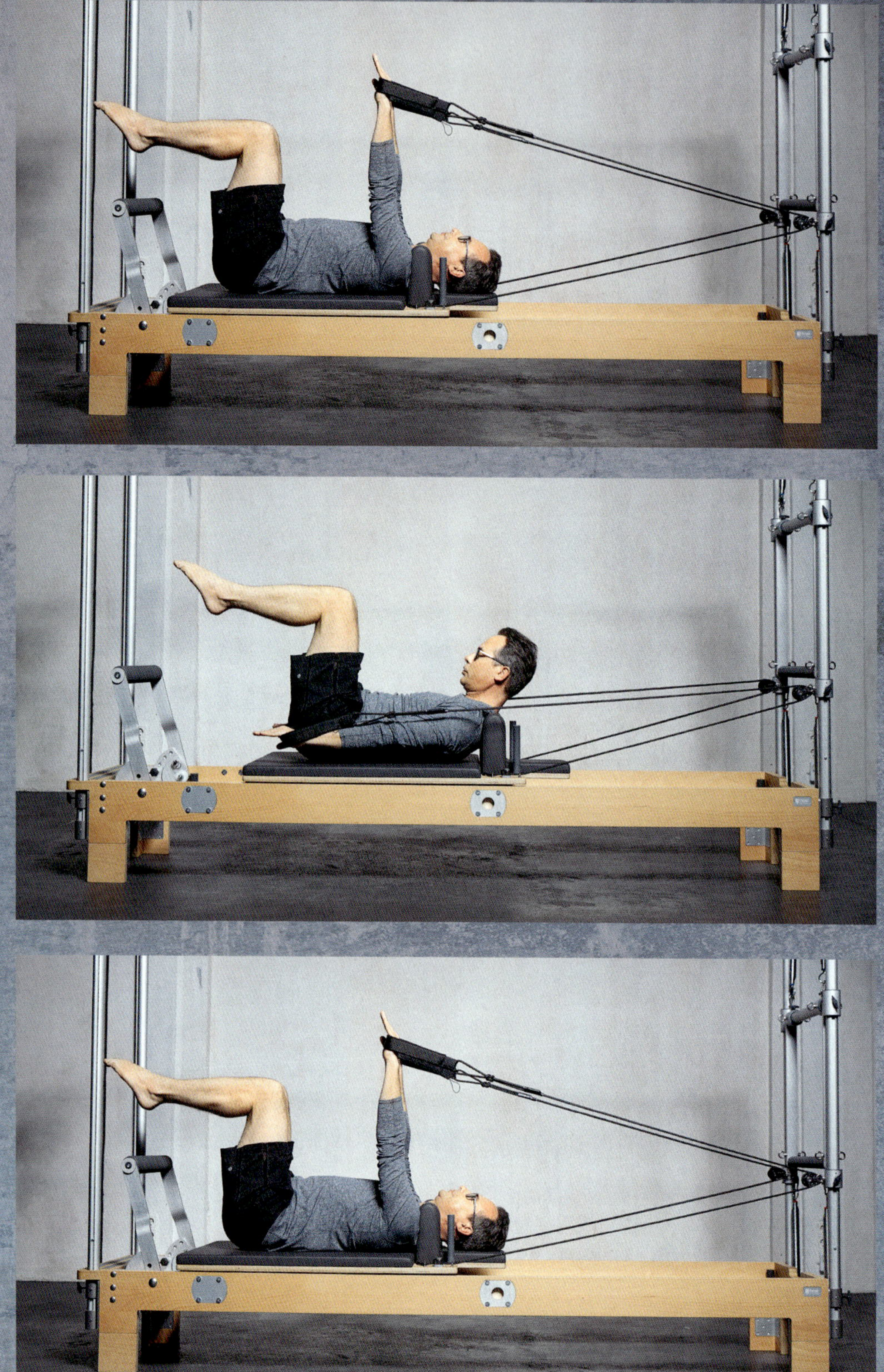

HUNDRED PREP

Simples, effektives Bauchtraining

»Eine weitere Möglichkeit, seine Bauchmuskeln besser kennenzulernen oder zu entdecken. Wie gesagt, Mr. Pilates wollte von jedem ein strammes Eight Pack. Ich mag die Übung, da die Arme über die Seile mit integriert werden. So wird man vom Schmerz ein wenig abgelenkt ;-)«

KURZ & BÜNDIG

Ausgangsposition: Rückenlage, Beine 90 Grad gehoben, Hände in den Schlaufen, Arme senkrecht, Vorspannung in den Seilen
Federwiderstand: leicht bis mittel
Bewegungsablauf: beim Ausatmen Kopf und Schultergürtel anheben, Arme an den Seiten des Körpers nach vorn führen, beim Einatmen Kopf und Schultergürtel senken, Arme heben

ÜBUNG IM DETAIL

Mit dem Ausatmen werden Kopf und Schultergürtel angehoben, während die Arme nach vorn neben das Becken bewegt werden.
Mit dem Einatmen senkst du Kopf und Schultergürtel, die Arme heben sich zur Decke.
Achte darauf, dass die Bauchmuskulatur nach innen zieht, um das Becken und den unteren Rücken zu stabilisieren. Das Steißbein bleibt dabei auf der Unterlage und die gebeugten Beine in ihrer 90-Grad-Position. Außerdem sollten die Arme über die gesamte Übung gestreckt bleiben. Schiebe die Hände in den Schlaufen bewusst nach vorn, während die Schulterblätter stabil und tief bleiben. Wenn der Oberkörper hochgerollt wird, hilft es, den Blick nach vorn auf die Oberschenkel zu richten.

10 Wiederholungen

WOZU DIESE ÜBUNG?
Das ist eine sehr simple und extrem effektive Übung, um den Bauch zu trainieren.

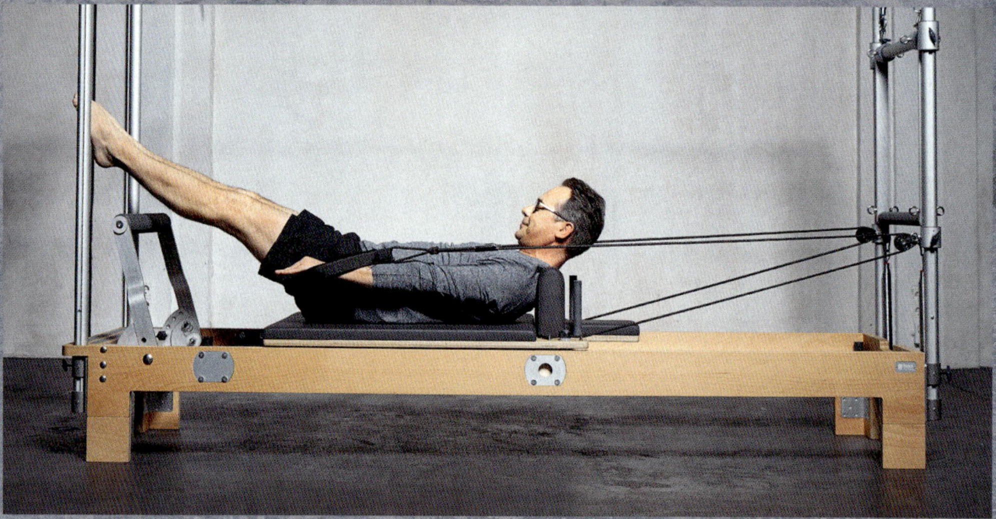

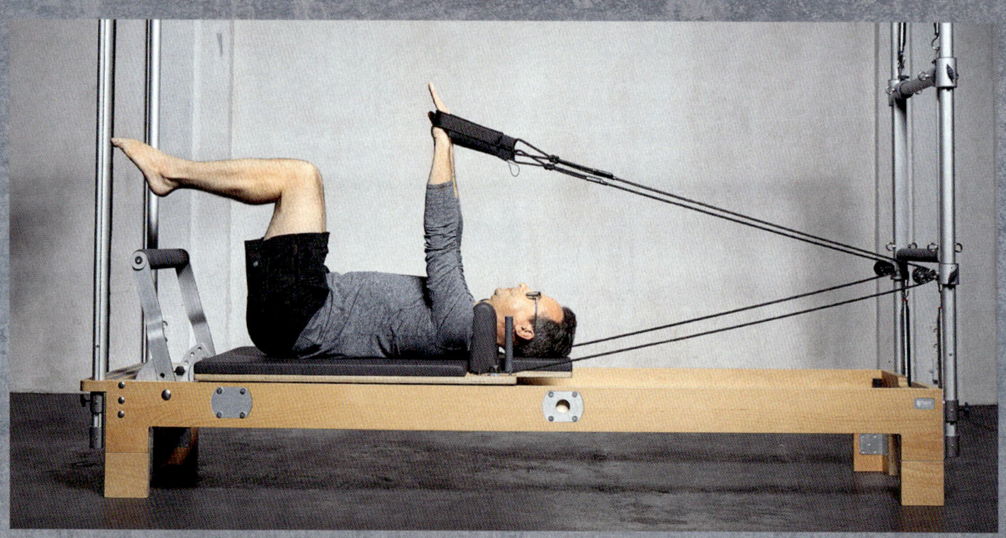

HUNDRED

Stabile Bauchmuskeln

KURZ & BÜNDIG

Ausgangsposition: Rückenlage, Beine 90 Grad gehoben, Hände in den Schlaufen, Arme senkrecht, Vorspannung in den Seilen
Federwiderstand: leicht bis mittel
Bewegungsablauf: beim Ausatmen Kopf und Schultergürtel anheben, Arme an den Seiten des Körpers nach vorn führen, Beine strecken, beim Einatmen Position beibehalten, beim Ausatmen Arme 5 Schläge hoch und tief pumpen, beim Einatmen Arme 5 Schläge hoch und tief pumpen

ÜBUNG IM DETAIL

Mit dem Ausatmen werden Kopf und Schultergürtel angehoben, während die Arme nach vorn neben das Becken bewegt werden. Während des Einatmens die Position halten. Während des Ausatmens bewegst du die Arme 5-mal in kleinen pumpenden Bewegungen auf und ab. Mit dem Einatmen bewegst du die Arme 5-mal in kleinen pumpenden Bewegungen auf und ab.
Achte darauf, dass die Bauchmuskulatur nach innen zieht, um das Becken zu stabilisieren. Der untere Rücken sinkt in Richtung Unterlage, während das Becken neutral ausgerichtet ist. Außerdem sollten die Arme über die gesamte Übung hinweg gestreckt sein, während du die Hände in den Schlaufen bewusst nach vorn schiebst, um die Schulterblätter zu stabilisieren. Der Wagen bewegt sich kaum.
Wenn die Übung zu schwer ist, bewege die Beine im Hüftgelenk Richtung 90 Grad zur Decke. Geh ansonsten zur Übung Hundred Prep zurück.

10 Wiederholungen

WOZU DIESE ÜBUNG?
Diese Übung ist die Fortsetzung der Übung Hundred Prep. Dadurch, dass der Rumpf oben bleibt und die Beine nach vorn gestreckt werden, ist Bauchmuskel-Haltekraft und Stabilität im unteren Rücken und Becken gefragt. Die Atmung und die pumpende Hoch-und-tief-Bewegung der Arme setzen noch eins drauf. So wird es nicht nur eine Bauchmuskelübung, sondern erfordert auch ein hohes Maß an Konzentration, Koordination und Körperwahrnehmung.

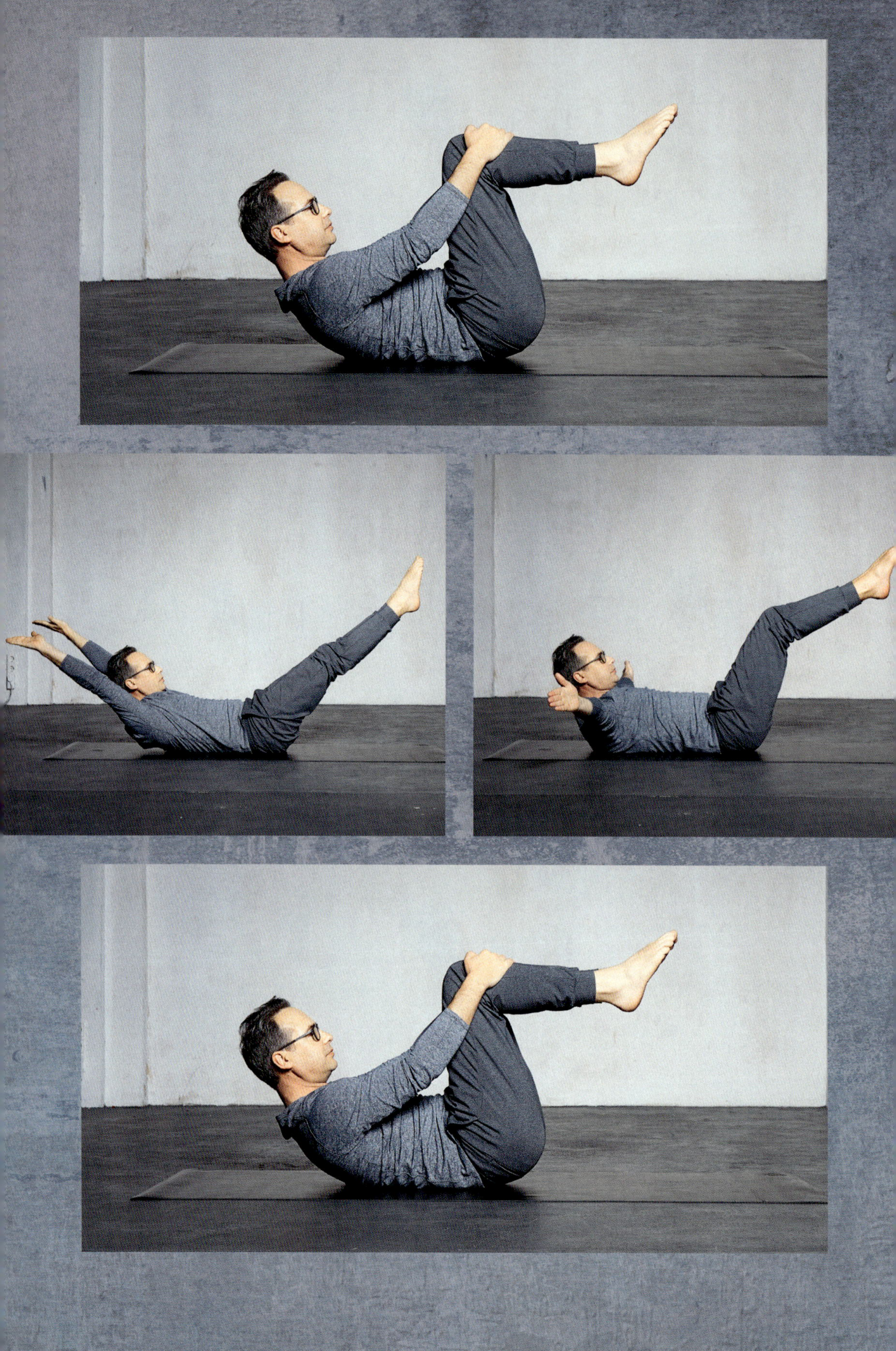

DOUBLE LEG STRETCH »TO GO«

Der perfekte Männerbauch

KURZ & BÜNDIG

Ausgangsposition: Rückenlage, Hände auf die Knie, Schienbeine parallel zur Matte, ausatmend Kopf und Schultergürtel anheben
Bewegungsablauf: beim Einatmen Arme über Kopf und Beine nach vorn strecken, beim Ausatmen Arme kreisen, Beine zur gleichen Zeit beugen

ÜBUNG IM DETAIL

Mit dem Einatmen werden die geschlossenen Beine nach vorn gestreckt, während die Arme über Kopf geführt werden.
Mit dem Ausatmen beugst du die Knie und ziehst sie über die Hüftgelenke, während die Arme seitlich kreisen, um dann die Hände auf den gebeugten Knien zu platzieren.
Kopf und Schultergürtel bleiben die ganze Zeit durch die Kraft der Bauchmuskeln angehoben, und das Becken sowie der Rumpf bleiben stabil. Zieh die Bauchmuskeln nach innen und oben und stell dir vor, der Bauch höhlt sich aus.

10 Wiederholungen

WOZU DIESE ÜBUNG?
In dieser Übung werden die Bauchmuskeln in einer statischen Position trainiert (isometrische Kontraktion). Diese Art der Muskelkontraktion ist typisch für Pilates. Es ist ganz schön anstrengend und kräftigt intensiv den Rumpf.

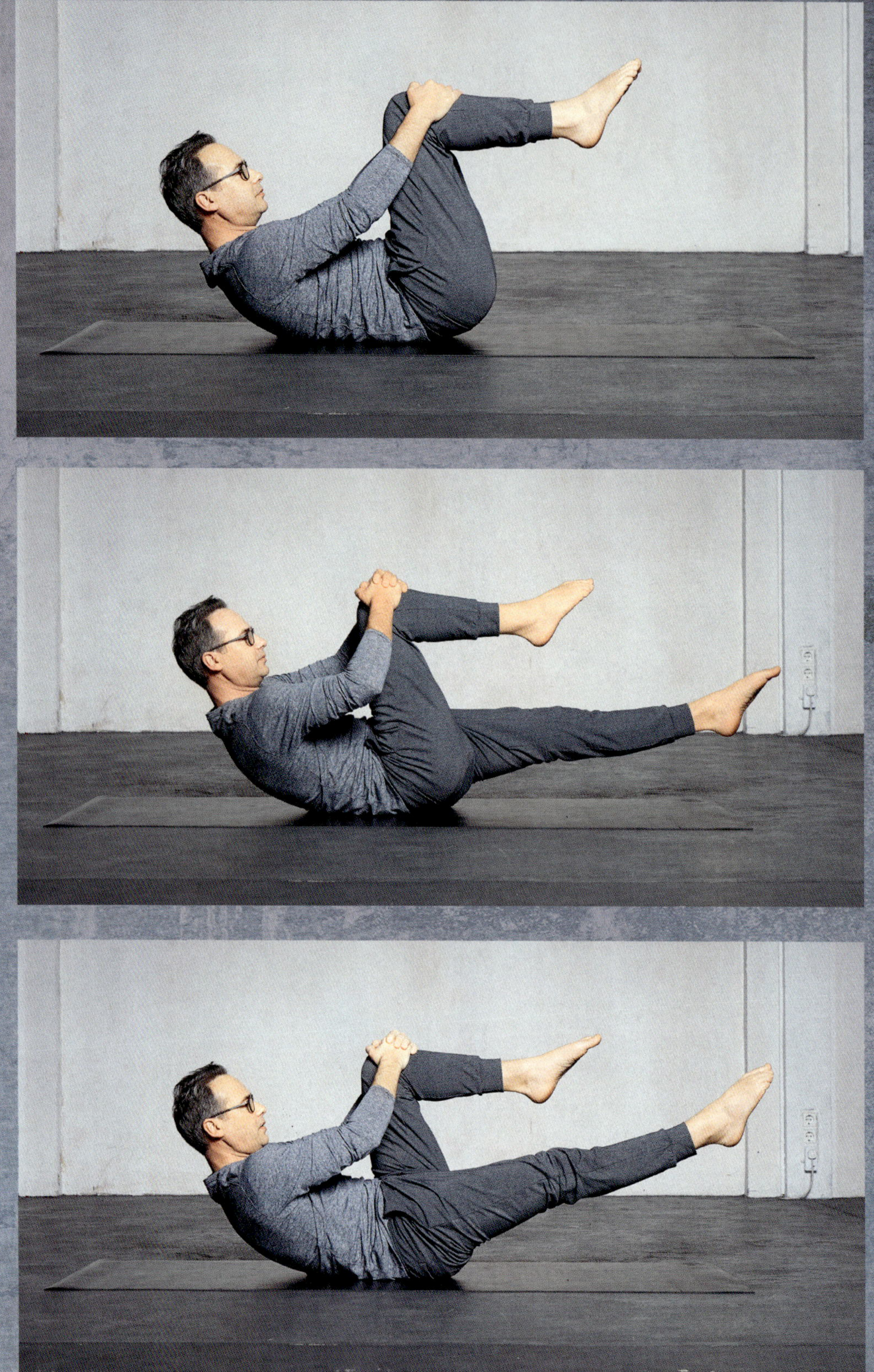

SINGLE LEG STRETCH »TO GO«

Perfekter Männerbauch 2

KURZ & BÜNDIG

Ausgangsposition: Rückenlage, Kopf und Schultergürtel angehoben, Knie gebeugt, eine Hand auf jeweils ein Knie
Bewegungsablauf: beim Ausatmen ein Bein strecken, Hände auf gebeugtem Knie, beim Einatmen Beine wechseln, beim Ausatmen das andere Bein strecken, beim Einatmen Beine wechseln.

ÜBUNG IM DETAIL

Mit dem Ausatmen streckst du ein Bein, während die Hände auf dem gebeugten Bein liegen. Wechsle beim Einatmen die Beine. Beim Ausatmen streckst du das andere Bein, während die Hände auf dem gebeugten Bein liegen. Während du wieder einatmest, wechselst du die Beine.
Platziere die Hände jedes Mal auf das gebeugte Knie und übe mit den Händen leichten Druck nach unten aus. Die Füße werden immer in gleicher Höhe und die Schienbeine parallel zum Boden geführt. Kopf und Schultergürtel bleiben die ganze Zeit angehoben, und das Becken sowie der Rumpf sind stabil. Ziehe die Bauchmuskeln nach innen und oben, und stell dir vor, dass sich der Bauch aushöhlt. Koordiniere Atmung und Bewegung.

10 Wiederholungen

WOZU DIESE ÜBUNG?
Auch in dieser Übung werden die Bauchmuskeln in einer statischen Position trainiert (isometrische Kontraktion). Diese Art der Muskelkontraktion ist typisch für Pilates. Sie kräftigt den Rumpf und stabilisiert das Becken. Wichtig für alle Sportarten.

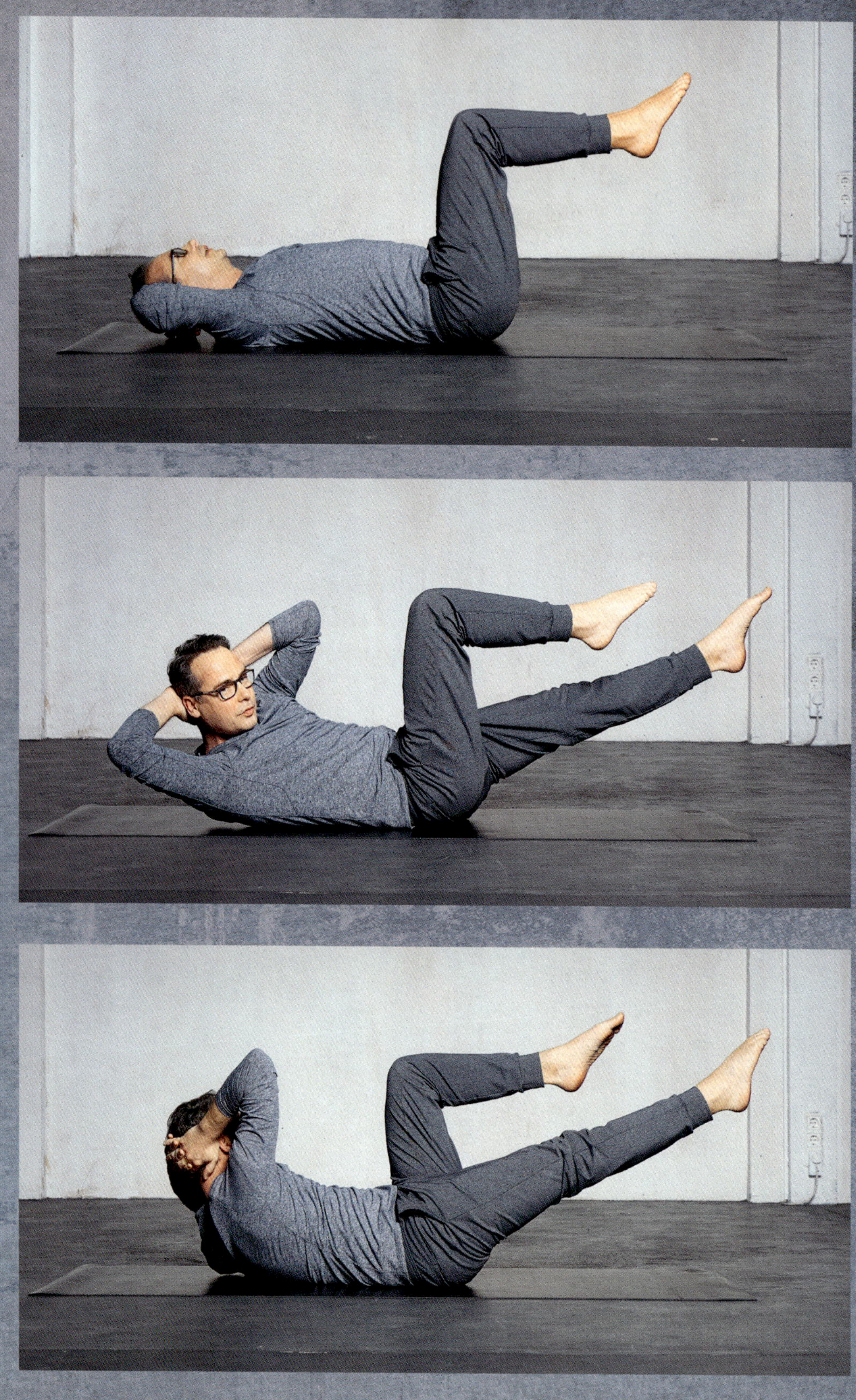

CRISS CROSS »TO GO«

Schräge Bauchmuskeln sind gefragt

KURZ & BÜNDIG

Ausgangsposition: Rückenlage, Kopf und Schultergürtel angehoben, Knie gebeugt, Hände hinter dem Kopf, Finger verschränkt
Bewegungsablauf: beim Ausatmen Bein strecken, Richtung gebeugtes Knie drehen, beim Einatmen zurück zur Mitte kommen, Beine wechseln, beim Ausatmen zur anderen Seite drehen, beim Einatmen zurück zur Mitte kommen, Beine wechseln

ÜBUNG IM DETAIL

Mit dem Ausatmen drehst du dich in Richtung gebeugtes Knie und streckst zur selben Zeit das andere Bein nach vorn, ohne die Höhe zu verändern. Mit dem Einatmen drehst du dich über die Mitte, um ausatmend auf der anderen Seite anzukommen. Die Drehung kommt von oberhalb der Taille, während der untere Rücken und das Steißbein fest verankert auf der Matte liegen. Behalte außerdem die Ellenbogen weit und die Schultern tief.

10 Wiederholungen

WOZU DIESE ÜBUNG?
Diese Übung ist von der Beinbewegung her genauso wie Single Leg Stretch. Dadurch, dass die Hände hinter dem Kopf platziert sind und eine Rumpfdrehung enthalten ist, wird die Bewegung nicht nur schwerer, die schrägen Bauchmuskeln werden zusätzlich trainiert. Besonders wichtig für Golf, Tennis, Volleyball, Handball oder Bewegungen wie Heben, Laufen und Springen.

Hip Work – Hüfte

In diesem Block bekommt das Hüftgelenk eine spezielle Behandlung. Es hat sehr viel Einfluss auf die Positionierung des Beckens und ist an Rumpf- und Beinbewegung beteiligt. Häufig ziehen sich junge Sportler Zerrungen oder Entzündungen an der Hüfte zu, weil sie sich nicht richtig aufwärmen oder die tiefe Hüftmuskulatur, die für die Stabilität zuständig ist, einfach zu schwach ist. Die Hüfte ist bei jedem Schritt, Sprung oder Kniebeuge beteiligt und sogar noch im Sitzen wichtig. Es ist für uns so selbstverständlich, dass die Hüfte funktioniert, dass man ganz vergisst, dass sie da ist. Orthopäden empfehlen Sportlern daher eine gezielte Hüftgymnastik.

Den gesamten Bewegungsradius erwischst du am besten in der Rückenlage. Beim Pilates-Training an den Geräten werden die Füße in Schlaufen platziert, die über Seilzüge mit Federn verbunden sind. Wenn du die »to go«-Variante wählst, musst du dein Bein, wie beschrieben, selber halten. Du kannst auch ein Theraband oder ein Handtuch zur Unterstützung benutzen. Denk dran, hier geht es um die Bewegung des Beins im Hüftgelenk bei stabilem Becken. Du wirst den vollen Bewegungsradius im Hüftgelenk entdecken und Stabilität aufbauen, die dir in deinem Sport hilft, verletzungsfrei und leistungsfähig zu bleiben.

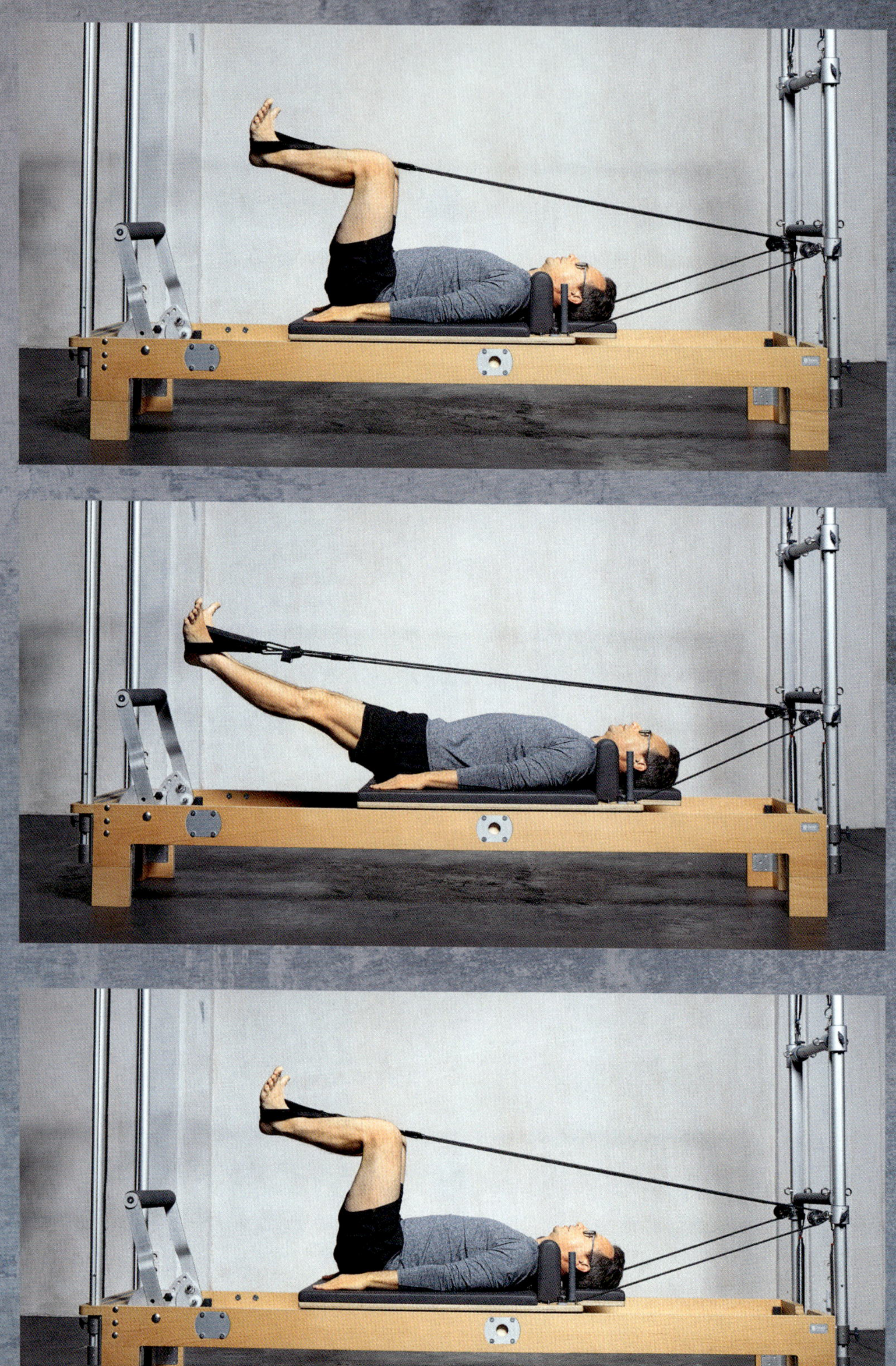

FROG

Die bewegliche Hüfte

»Der Frosch ist eine super Möglichkeit, seine Hüfte zu mobilisieren. Die Beweglichkeit in diesem Bereich ist vor allem für Fußballer wichtig, aber für sie gar nicht so einfach. Kicker haben meistens extrem starke Oberschenkel. Und das hat dann ein logisches Platzproblem zur Folge. Ist der Quadrizeps ein dicker Oschi, kommt die Hüfte früher zum Anschlag. Ein gutes Beispiel dafür, dass zu viel Muskeln nicht immer perfekt für einen ausgewogen trainierten Körper sind.«

KURZ & BÜNDIG

Ausgangsposition: Rückenlage in neutraler Wirbelsäulenposition, Füße in Schlaufen und in V-Position, geflext, Knie gebeugt und nach außen gedreht
Federwiderstand: leicht bis mittel
Bewegungsablauf: beim Ausatmen Beine in Diagonale strecken, beim Einatmen Beine beugen

ÜBUNG IM DETAIL

Mit dem Ausatmen werden die Beine in die Diagonale gestreckt. Mit dem Einatmen werden die Knie gebeugt und über die Hüftgelenke geführt, so kommt der Name Frosch zustande. Achte außerdem darauf, dass dein Becken stabil auf der Unterlage bleibt und das Steißbein immer aufliegt. Drücke die Fersen während des gesamten Übungsverlaufs zusammen.

10 Wiederholungen

WOZU DIESE ÜBUNG?
Der »Frog« ist die erste Übung in einer Reihe von Bewegungen, die deine Hüfte sowohl beweglich machen als auch kräftigen. Je weniger Federn du benutzt, desto schwieriger wird es, das Becken zu stabilisieren. In der Hüfte müssen auch die kleinen Muskeln aktiv werden, die sonst nicht zum Zuge kommen. Du wirst es spüren.

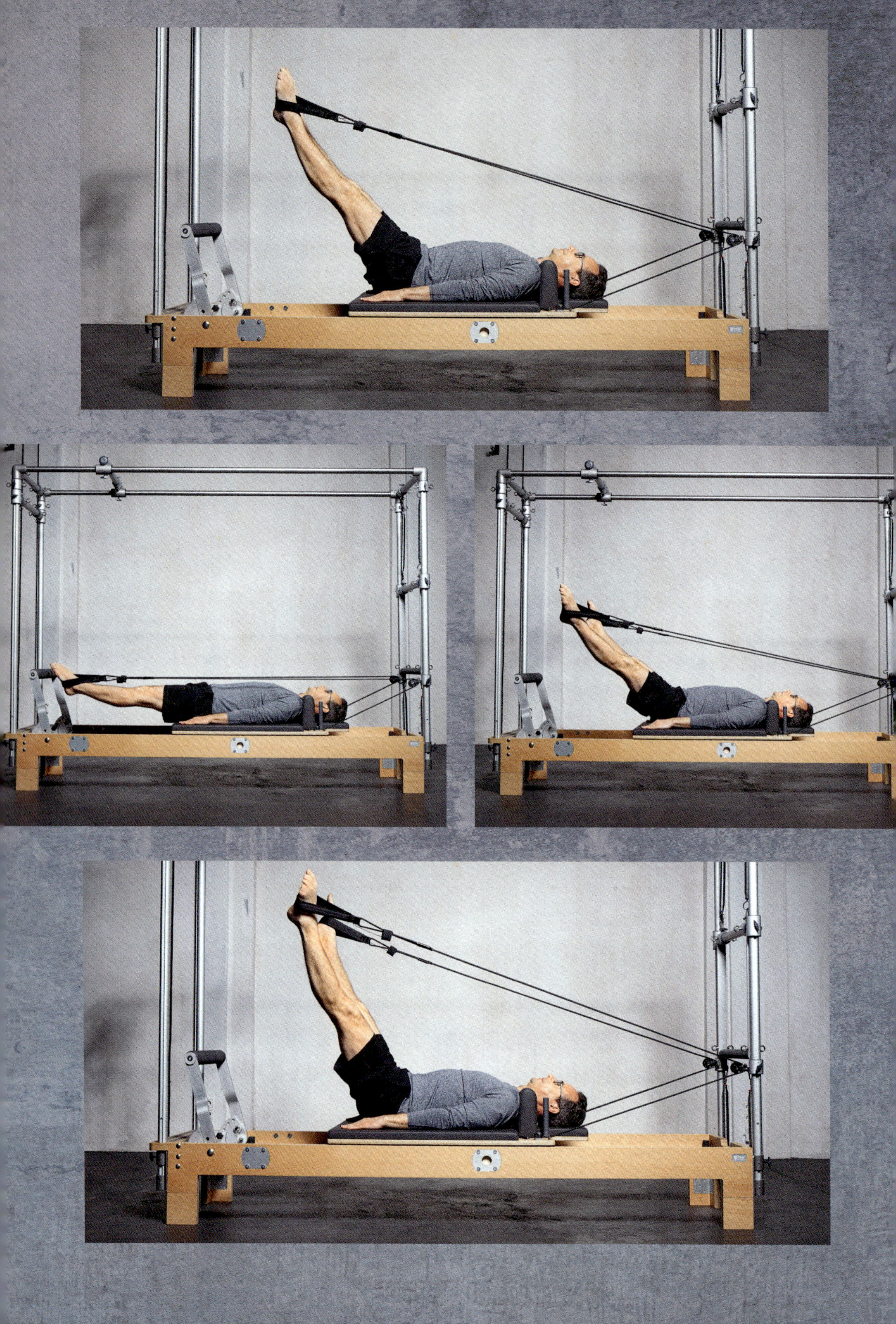

CIRCLES (DOWN + UP)

Ein bewegliches Hüftgelenk kann nie schaden

KURZ & BÜNDIG

Ausgangsposition: Rückenlage in neutraler Wirbelsäulenposition, Füße in Schlaufen, Beine gestreckt, Hüftgelenke in Außenrotation, Füße gestreckt
Federwiderstand: leicht bis mittel
Bewegungsablauf: beim Ausatmen Beine gerade nach unten führen, beim Einatmen Beine öffnen und kreisen, wiederhole 10-mal, dann Richtung wechseln

ÜBUNG IM DETAIL

Mit dem Ausatmen bewegst du die Beine nach unten, um sie einatmend über die Seiten zu kreisen, bis sie wieder oben angekommen sind. Die Beine werden in dem Moment, wo sie sich in der Mitte treffen, zusammengedrückt. Es ist wichtig, die Beine gleichmäßig und kontrolliert zu bewegen, während der Rumpf und das Becken absolut stabil bleiben. Das Steißbein muss immer aufliegen. Stell dir vor, du stehst in den Schlaufen. So nutzt du über den kompletten Bewegungsradius die Federspannung.

10 Wiederholungen

WOZU DIESE ÜBUNG?
Mit dieser Übung verbesserst du die Hüft- und Beinbeweglichkeit im kompletten Bewegungsradius des Hüftgelenks. Es erfordert viel Präzision und Kontrolle, die Beine synchron zu kreisen, und obwohl es sehr einfach aussieht, ist es muskulär ungemein anstrengend. Diese Art der Bewegung findet man tatsächlich in verschiedenen Sportarten wieder. Denk nur an die Ausholbewegung des Beins beim Schusstraining im Fußball.

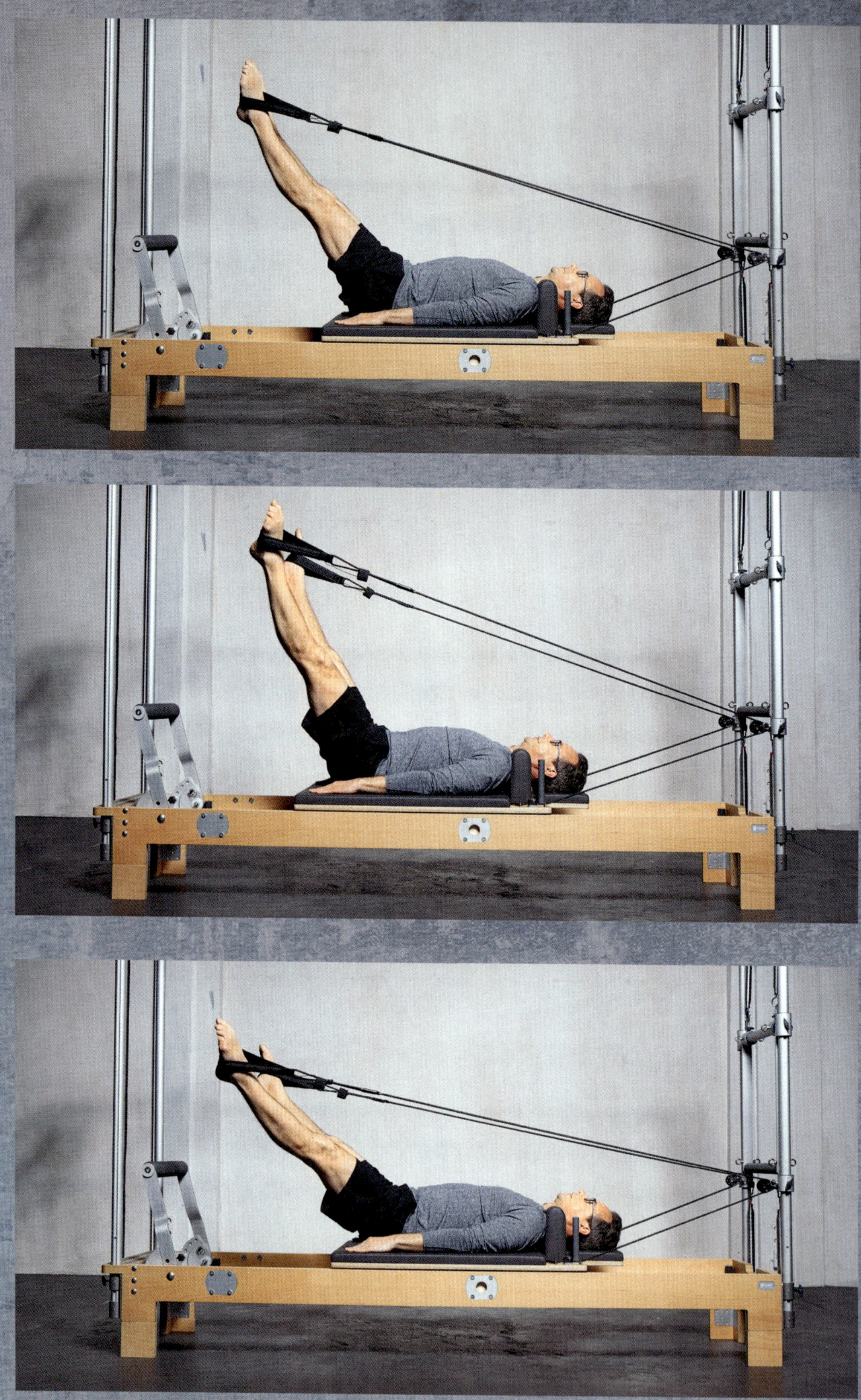

OPENING

Dehnung schafft neue Möglichkeiten

KURZ & BÜNDIG

Ausgangsposition: Rückenlage in neutraler Wirbelsäulenposition, Füße in Schlaufen, Beine ca. 60 Grad gestreckt, Hüftgelenke in Außenrotation, Füße gestreckt
Federwiderstand: leicht bis mittel
Bewegungsablauf: beim Einatmen Beine öffnen, beim Ausatmen Beine schließen

ÜBUNG IM DETAIL

Mit dem Einatmen werden die Beine parallel über dem Boden in eine Grätsche geöffnet. Mit dem Ausatmen schließt du die Beine, wobei sie weiterhin in der gleichen Höhe bleiben. Du öffnest die Beine nur so weit, wie du das Becken stabil halten kannst und das Steißbein aufliegt. Bei der Schließbewegung werden die Beine zusammengedrückt.

10 Wiederholungen

WOZU DIESE ÜBUNG?
Bei dieser Übung geht es wirklich darum, wie weit man die Beine öffnen kann. Die Dehnung der Innenseite ist hier das Ziel. Es erfordert allerdings auch Kraft, wieder zurückzukommen. Also nicht übertreiben.

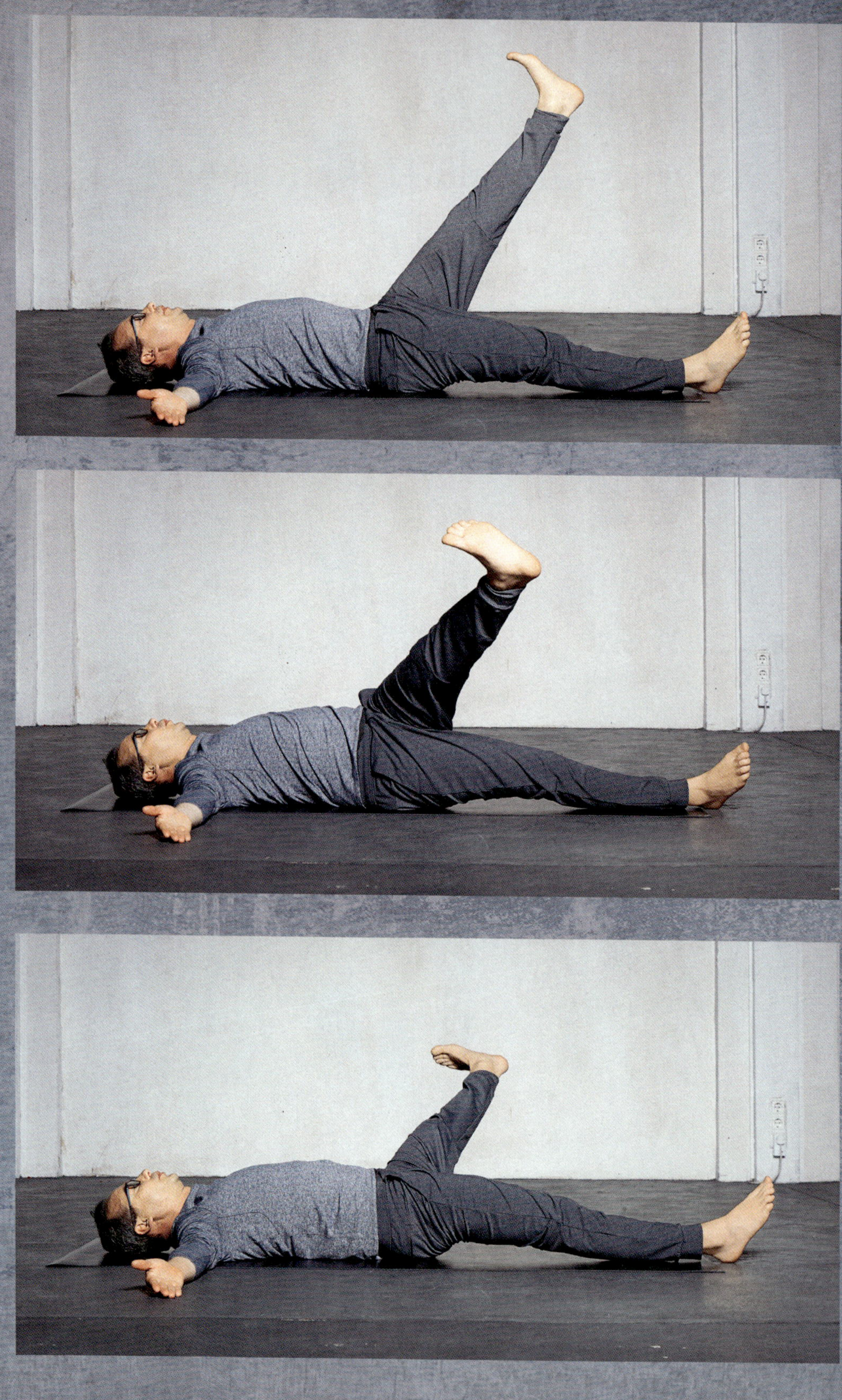

LEG CIRCLES »TO GO«

Für die hinteren Oberschenkelmuskeln

KURZ & BÜNDIG

Ausgangsposition: Rückenlage, Arme in T-Position mit den Handflächen zur Decke oder an den Seiten des Körpers, ein Bein zur Decke gestreckt, Fuß geflext, anderes Bein auf Matte, Fuß gestreckt
Bewegungsablauf: beim Einatmen Bein über innen kreisen, beim Ausatmen in gleicher Richtung weiterkreisen, nach 5 Wiederholungen Richtung wechseln

ÜBUNG IM DETAIL

Mit dem Einatmen bewegst du das Bein über die Körpermitte und beschreibst einen Kreis nach unten, bis du wieder zurück in der Mitte bist. Mit dem Ausatmen kreise in derselben Richtung weiter, wobei du jedes Mal einen kleinen Stopp in der Mitte machst. Wiederhole 5-mal in dieser Richtung, um die Kreise danach in der anderen Richtung fortzusetzen.

Achte während der gesamten Übung darauf, das Becken in neutraler Position auf der Matte zu halten, indem du die Bauchmuskeln aktiv nach innen ziehst und die Rückenmuskeln ansteuerst, um Stabilität zu erreichen. Das Bein sollte gestreckt bleiben. Wenn du das so nicht schaffst, platziere den Fuß in einem Theraband oder Handtuch und halte die beiden Enden. Dadurch wird es viel leichter.

WOZU DIESE ÜBUNG?
Diese Übung trainiert die Hüftbeweglichkeit und Dehnung der hinteren Oberschenkelmuskeln. Es erfordert sehr viel Koordination und Kontrolle, das Bein in der Hüfte zu bewegen, während das Becken stabil auf der Matte bleibt. Wichtige Fähigkeiten beim Fahrradfahren und Laufen.

Spinal Articulation – Wirbelsäulenbeweglichkeit

Die Wirbelsäule ist unsere vertikale Achse. Sie gehört zum Achsenskelett, das aus Wirbelsäule, Schädel und Brustkorb besteht. Von der Beweglichkeit der Wirbelsäule kann unser ganzes Wohlbefinden und Erscheinungsbild abhängen. Sie muss extrem mobil sein, um alle Bewegungsrichtungen zu bedienen, gleichzeitig stabil, um die Last der Extremitäten zu tragen und dadurch eine gute Basis für unsere Bewegung zu schaffen.

Das Pilates-Training zielt darauf ab, die natürliche S-Form der Wirbelsäule mit ihren einzelnen Segmenten zu mobilisieren und zu stabilisieren.

Joseph Pilates sagte dazu: »Wenn deine Wirbelsäule mit 30 unbeweglich ist, bist du alt, wenn sie mit 60 vollkommen flexibel ist, bist du jung.«

In diesem Trainingsblock kannst du entdecken, wie beweglich dein Rücken in der Beugebewegung tatsächlich ist und wie viel Kontrolle du darüber hast. Eine typische Anweisung der Pilates-Trainer ist hier »Wirbel für Wirbel abrollen«. Es geht darum zu lernen, den Rücken in seinen einzelnen Segmenten auf- und abzurollen und so die tiefe Muskulatur der einzelnen Wirbelkörper anzusprechen, anstatt den Rücken grob und steif wie ein Brett zu heben.

Diese artikulierte Bewegung geht viel tiefer und maximiert die Bewegung jedes einzelnen Wirbelgelenks, wobei man dadurch auch noch unglaublich an Kraft gewinnt. Die Atmung spielt hier eine sehr große Rolle, denn sie ermöglicht die Ansprache der richtigen Muskeln und gibt einem einen guten Bewegungsrhythmus und die richtige Portion Bewegungsqualität.

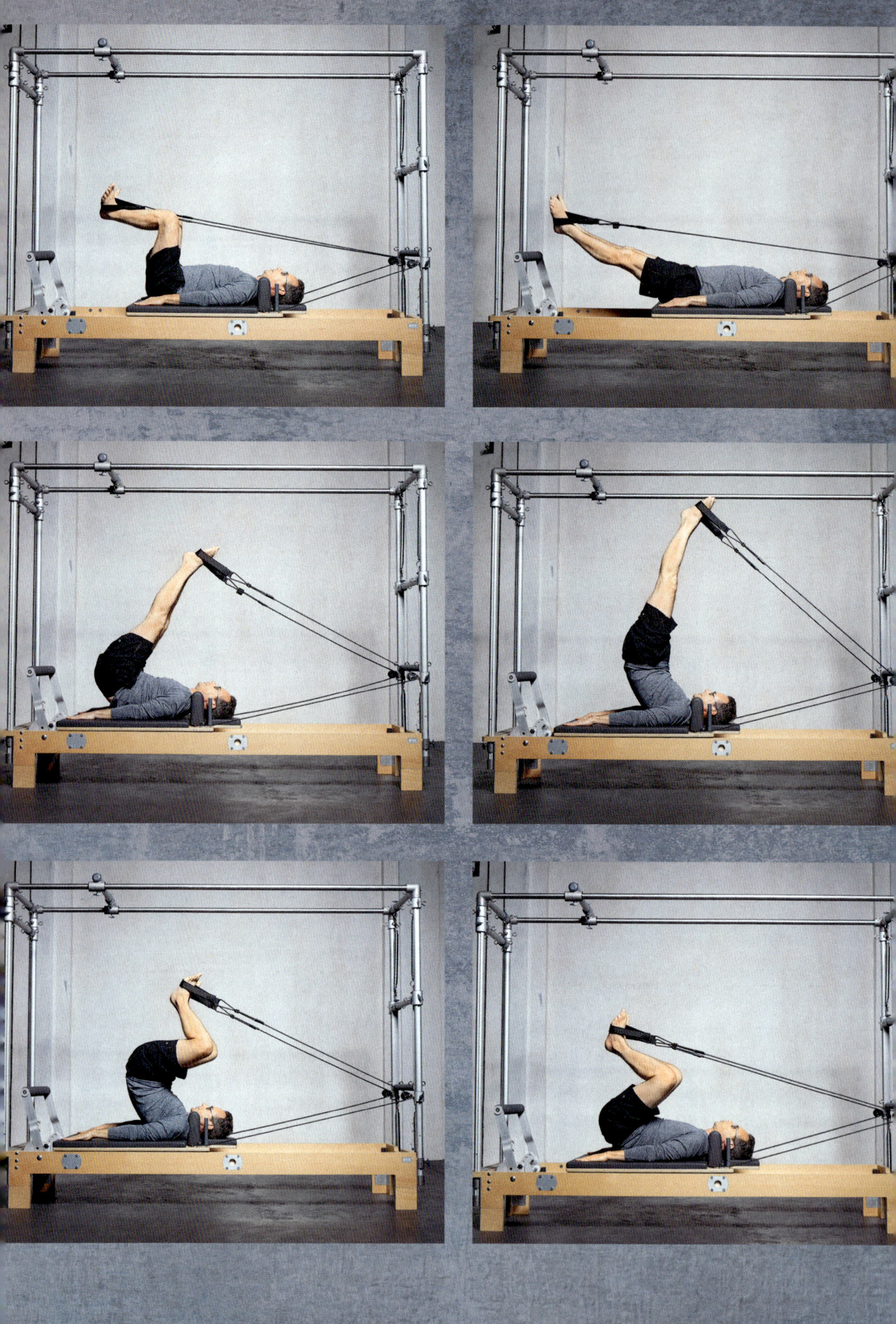

SHORT SPINE

Der fitte untere Rücken

»Ich nenne diese Übung immer ›Die staatliche Presse‹. Wer den Film ›Die nackte Kanone‹ kennt, kann sich schon denken, was ich meine. Man wird in der Übung so klein geschnürt wie ein Paket. Eben als wenn man aus einer Presse käme, die einen zusammengerückt hat. Aber durch das langsame Abrollen wird jeder Wirbel so genial mobilisiert, dass man hinterher ein unglaubliches Wohlbefinden hat. Bei leichten Rückenverspannungen ist diese Bewegungsabfolge die beste Lösung, um wieder alles zurechtzuruckeln. Eine meiner absoluten Lieblingsübungen!«

KURZ & BÜNDIG

Ausgangsposition: Rückenlage in neutraler Wirbelsäulenposition, Füße in Schlaufen, Beginn der Bewegung in Frog-Position

Bewegungsablauf: beim Ausatmen Knie und Füße strecken, beim Einatmen Beine über Kopf, dabei das Becken stabil lassen, beim Ausatmen auf den Schultergürtel hochrollen, beim Einatmen Knie beu gen, beim Ausatmen die Wirbelsäule artikuliert herunterrollen, die Füße über den Augen lassen, beim Einatmen Füße flexen und das Kreuzbein Richtung Schlitten führen, um zur Anfangsposition zurückzukehren

ÜBUNG IM DETAIL

Mit dem Ausatmen werden die Beine nach vorn und gleichzeitig die Füße gestreckt. Mit dem Einatmen führst du die Beine nach hinten, bis der Reformer-Schlitten vorn am Anschlag angekommen ist. Das Becken bleibt so tief wie möglich auf dem Schlitten. Mit dem nächsten Ausatmen rollt sich die Wirbelsäule auf bis zum Schultergürtel. Beuge einatmend deine Knie in die Frog-Position, dabei kommen die Oberschenkel parallel zum Boden und die Füße über die Augen. Mit dem Ausatmen rollst du die Wirbelsäule artikuliert, Wirbel für Wirbel, auf die Unterlage, bis das Kreuzbein auf dem Schlitten ankommt, dabei bleibt der Winkel der Beine gleich. Flexe einatmend die Füße und bewege die Beine nach vorn in die Ausgangsposition »Frog«.

5 bis 8 Wiederholungen

WOZU DIESE ÜBUNG?
Durch diese Übung erzielt man eine sehr gute Dehnung im Übergang von der Brustwirbelsäule zur Lendenwirbelsäule und in der Beinrückseite. Die Seilzüge und der Widerstand der Federn ermöglichen eine langsame und dadurch präzise Ausführung der Bewegung.

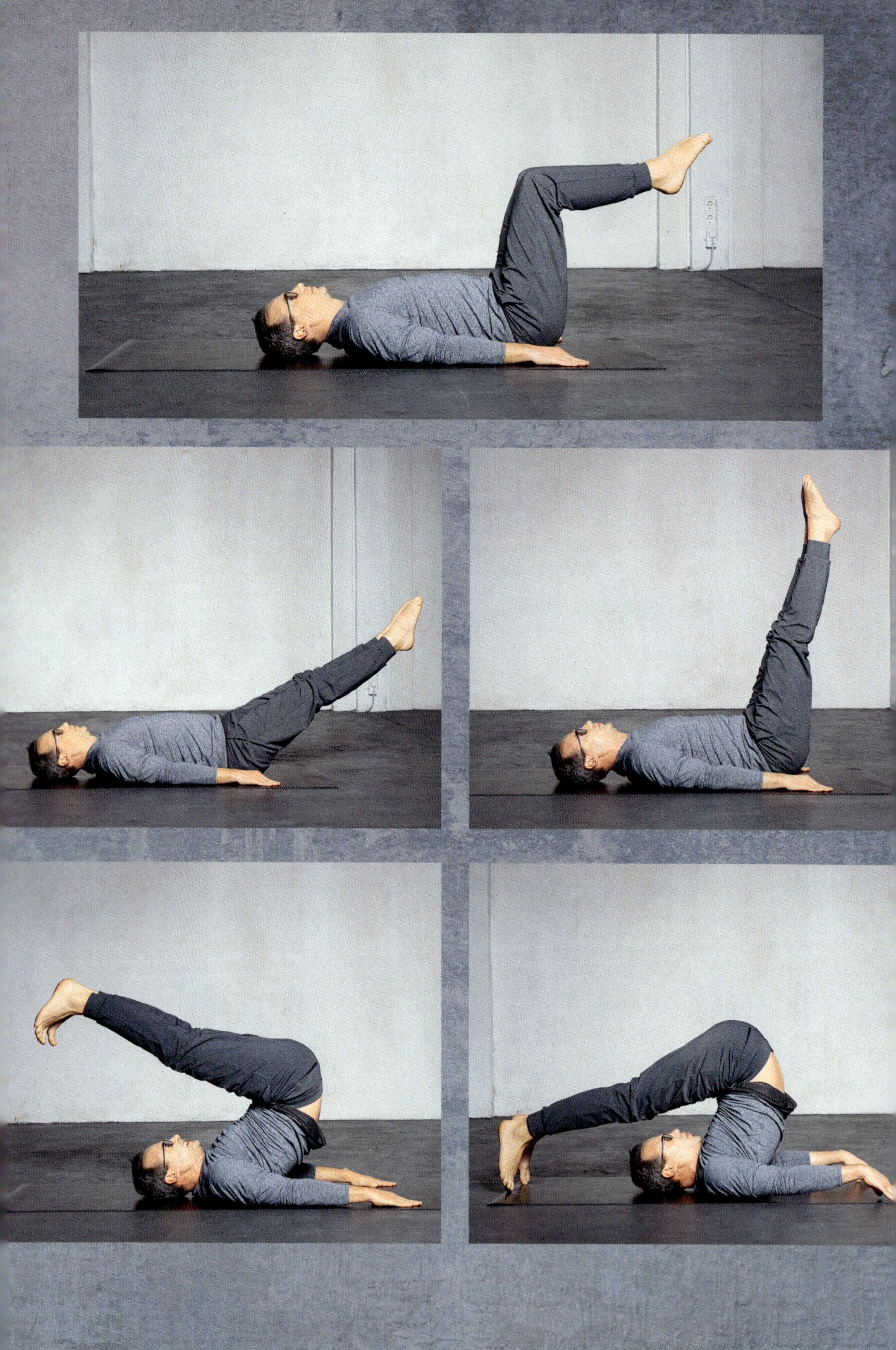

ROLL OVER »TO GO«

Dehnung der gesamten Rückseite

KURZ & BÜNDIG

Ausgangsposition: Rückenlage, Arme an den Seiten des Körpers, Beine gestreckt in Diagonale
Bewegungsablauf: beim Einatmen Beine senkrecht zur Decke heben, beim Ausatmen Beine über Kopf rollen, parallel zum Boden, beim Einatmen Füße flexen, Beine öffnen und Richtung Boden absenken, beim Ausatmen Wirbelsäule und Becken auf die Matte rollen, Beine in Diagonale zusammenführen und Füße strecken

ÜBUNG IM DETAIL

Mit dem Einatmen bewegst du die Beine aus der Hüfte in einen 90-Grad-Winkel senkrecht zur Decke. Mit dem Ausatmen rundest du die Wirbelsäule und rollst dann vom Becken her hoch, bis die Beine über dem Kopf sind. Mit dem Einatmen flext du die Füße, öffnest die Beine schulterbreit und senkst die Fußspitzen Richtung Matte, um so ausatmend Wirbel für Wirbel herunterzurollen. Immer noch ausatmend bewegst du die Beine weiter bis zur Diagonalen, wo sie geschlossen und die Füße gestreckt werden.
Ziehe die Bauchmuskeln kontrolliert nach innen, um dich während der Überrollbewegung und Abrollbewegung zu unterstützen und ohne Schwung zu arbeiten. Drücke außerdem die gestreckten Arme leicht in die Matte. Wenn du zu unbeweglich bist, kannst du kurz vor der Überrollphase die Knie leicht beugen oder sogar die Hände an das Becken platzieren, um dich zu unterstützen.

5 bis 8 Wiederholungen

WOZU DIESE ÜBUNG?
Mit dieser Übung dehnst du die gesamte Rückseite des Körpers. Besonders zu spüren in den Beinrückseiten und der unteren Rückenregion. Nach Laufsportarten zu empfehlen.

Stretches – Dehnungen

Dehnung verhilft zu Beweglichkeit und ist ein wichtiger Bestandteil von körperlicher Fitness. Durch geringe Beweglichkeit ist der Bewegungsradius eingeschränkt, was Funktionalität und Qualität der Bewegung erheblich beeinträchtigt. Zum Beispiel verhindern verkürzte Beinrückseiten und Rückenmuskeln, dass du deine Fingerspitzen auf den Boden bekommst, wenn du dich mit gestreckten Beinen vornüberbeugst.

Nun stell dir vor, wie du mit verkürzten Beinrückseiten das Bein schwingst, um ein Tor zu schießen. Du wirst schummeln müssen, weil ja die Beinrückseite zu kurz ist. Automatisch machst du – als Ausweichbewegung – den unteren Rücken krumm.

Das gleiche Prinzip gilt für jeden Körperteil. Die Wahrscheinlichkeit, sich zu verletzen, ist relativ groß, wenn ein Ungleichgewicht zwischen Kraft und Beweglichkeit vorhanden ist. Die Ausführung mancher Übungen oder Sportarten wird erschwert oder gar unmöglich, ohne ständig verletzt zu sein. Um genau das zu verhindern, sollte man regelmäßig an seiner Beweglichkeit arbeiten. Eine Balance von Kraft, Stabilität und Beweglichkeit ist unser Ziel. So wirst du bis ins hohe Alter sportlich und mobil bleiben.

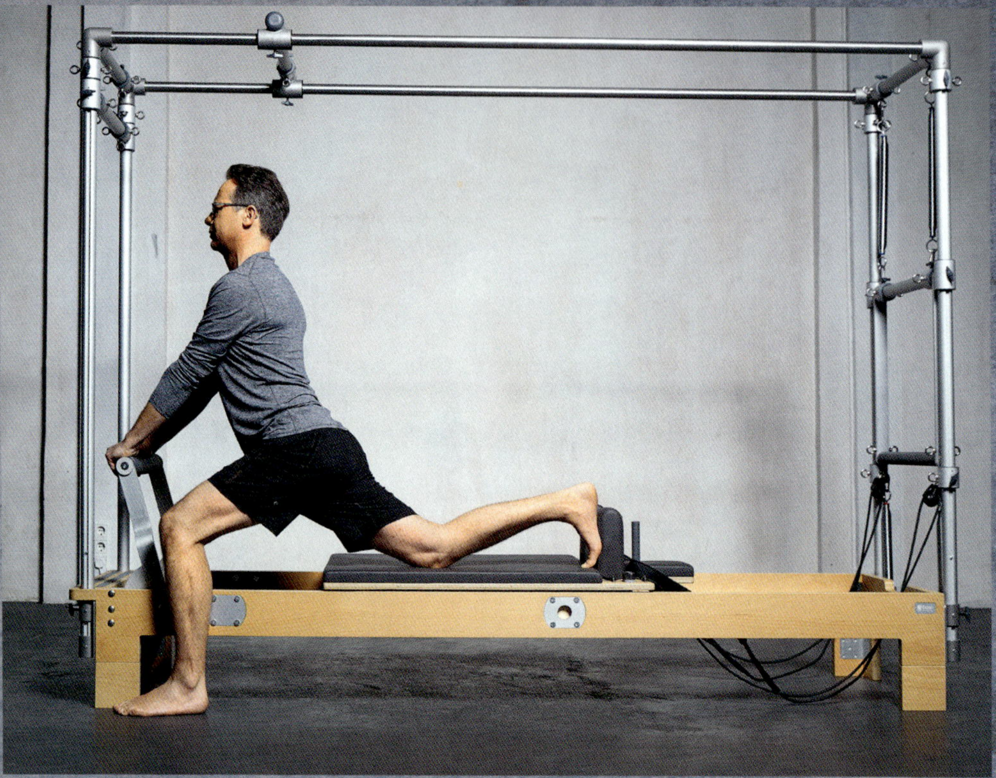

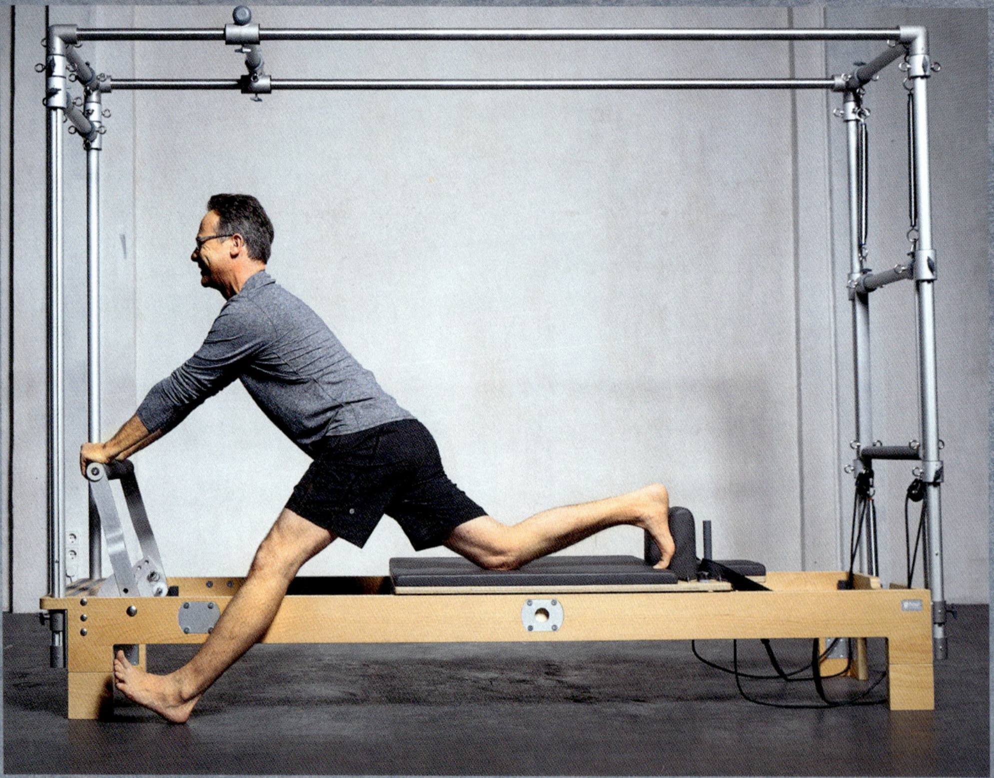

STANDING LUNGE

Wider die Steifheit im unteren Rücken

»Dafür liebe ich den Reformer. Das Stretchen ist mit ihm einfach perfekt. Nach langen Läufen, vielem Sitzen und anderen Torturen sind die Oberschenkelmuskeln immer extrem verkürzt. Ich merke auch schon nach einigen Kilometern Fahrradfahren, dass man gefühlt fünf Zentimeter kleiner ist. Diese Übung sorgt wieder für eine stattliche Körpergröße. Zumindest aus den Beinen heraus.

KURZ & BÜNDIG

Ausgangsposition: Stand neben Reformer, Hände schulterbreit auf Fußstange aufsetzen, gebeugtes Standbein in einer Ebene mit der Fußstange, Knie über Knöchel, anderer Fuß drückt gegen Schulterpolster, entsprechendes Knie liegt auf dem Wagen

Federwiderstand: leicht

Bewegungsablauf: beim Einatmen Hüftbeuger dehnen und die Position 3 bis 5 Atemzyklen halten, beim Ausatmen Standbein strecken und Fuß flexen, die Position 3 bis 5 Atemzyklen halten, beim Einatmen Bein beugen und die Hüftbeuger-Dehnung wiederholen

ÜBUNG IM DETAIL

Halte die Ausfallschrittposition 3 bis 5 Atemzyklen. Die Bauchmuskeln werden dabei nach innen gezogen, und das Knie des Standbeins bleibt über dem Knöchel. Das Becken ist in Richtung einer hinteren Beckenkippung ausgerichtet. Mit dem nächsten Ausatmen verlagerst du das Gewicht nach hinten, um das Standbein zu strecken und den Wagen mit dem anderen Fuß nach hinten zu schieben. Dabei bleibt das Becken in der gleichen Höhe, und es geht in Richtung einer vorderen Kippung. Außerdem ist die Wirbelsäule gerade, und die Rückenmuskeln werden gehalten. Wenn du dann noch den Fuß des Standbeines geflext hast, hältst du diese Position 3 bis 5 Atemzyklen.

2 bis 3 Wiederholungen

WOZU DIESE ÜBUNG?
Beweglichkeit ist hier das Thema. In der ersten Position ist es die Muskulatur in der vorderen Seite der Hüfte, die gedehnt wird. In der zweiten Position wirst du ein Ziehen in der Beinrückseite spüren. Jeder kennt es: wenn wir viel sitzen, aber auch nach dem Joggen. Ein Steifigkeitsgefühl im unteren Rücken und vorn in der Hüfte oder in der Beinrückseite. Man muss es nicht so weit kommen lassen. Diese Übung ist auch präventiv sehr gut.

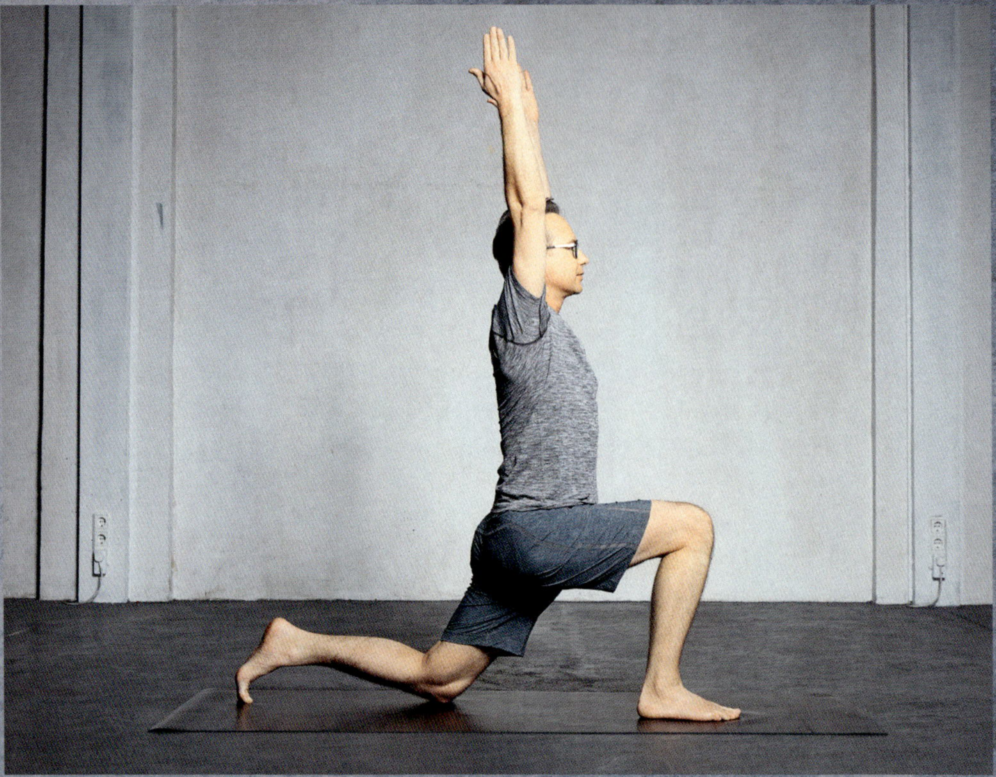

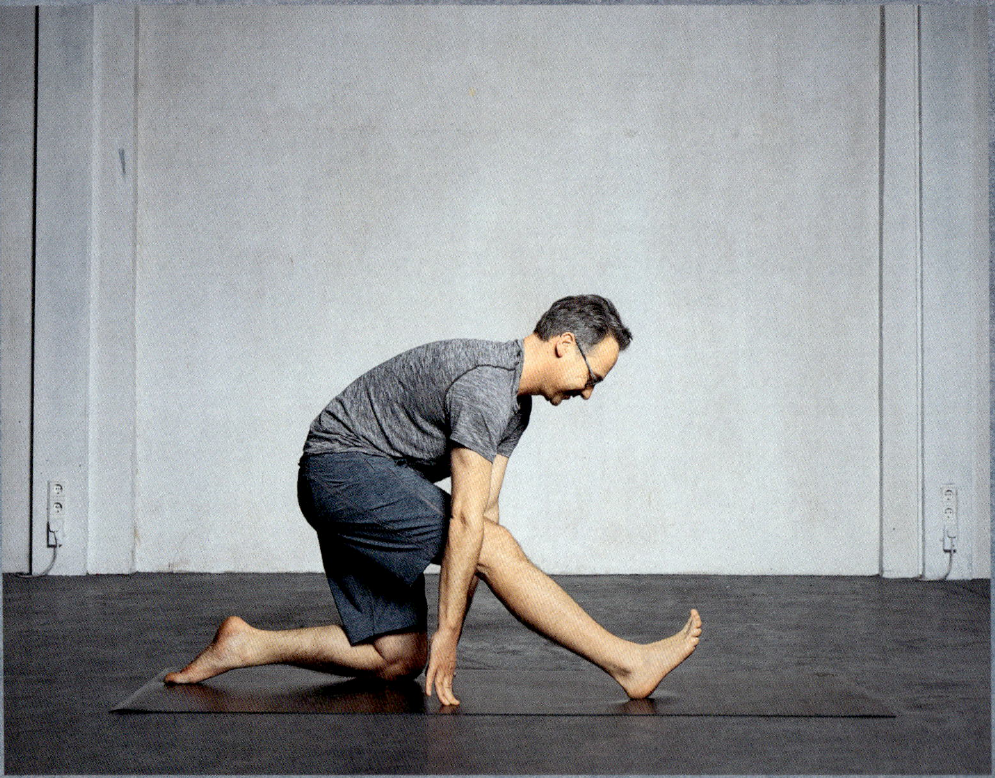

KNEELING LUNGE »TO GO«

Der Bürobooster

KURZ & BÜNDIG

Ausgangsposition: hinteres Knie auf Matte, ein Fuß vorn aufgestellt, dabei Knie über Knöchel, Hände auf Knie oder Arme über Kopf
Bewegungsablauf: beim Einatmen Hüftbeuger dehnen und Position 3 bis 5 Atemzyklen halten, beim Ausatmen Standbein strecken, Rumpf und Becken bewegen sich nach hinten, Fuß flexen, Position 3 bis 5 Atemzyklen halten, beim Einatmen Dehnungen wiederholen

ÜBUNG IM DETAIL

Halte die Ausfallschrittposition 3 bis 5 Atemzyklen. Die Bauchmuskeln werden dabei nach innen gezogen, und das Standknie bleibt über dem Knöchel. Das Becken ist in Richtung einer hinteren Beckenkippung ausgerichtet. Entweder legst du die Hände auf den vorderen Oberschenkel, um dich zu unterstützen, oder du streckst die Arme über den Kopf, um es schwerer zu machen. In jedem Fall sollte der Rücken lang und gestreckt sein. Mit dem nächsten Ausatmen verlagerst du das Gewicht nach hinten, um das Standbein zu strecken. Strecke dabei die Arme nach vorn, um die Fingerspitzen auf den Boden zu stellen. Außerdem ist auch hier die Wirbelsäule gerade, und die Rückenmuskeln werden gehalten. Wenn du dann noch den Fuß des Standbeins geflext hast, hältst du diese Position 3 bis 5 Atemzyklen.

2 bis 3 Wiederholungen

WOZU DIESE ÜBUNG?
Hier werden die gleichen Muskeln beansprucht wie in der vorhergehenden Übung. In dieser Variante auch super für zwischendurch im Büro.

Full Body Integration – Ganzer Körper

In diesem Block geht es nicht um einen speziellen Bereich des Körpers, sondern mehr um Koordination und Timing und die Verbesserung des Bewegungsablaufs. Das erfordert einen hohen Grad an Konzentration und ein tiefes Verständnis für den eigenen Körper. Oft sind die Übungen sehr komplex, was auch gleichzeitig bedeutet, dass mehrere Muskelgruppen im Wechsel oder gleichzeitig angesprochen werden. Aber keine Sorge, wir haben Übungen ausgesucht, die sehr gut umzusetzen sind. Solange du die Grundspannung im Körperzentrum und im Schultergürtel gut organisieren kannst, müsste das sehr gut funktionieren. Wenn du nicht so viel Zeit hast, kannst du direkt zum »Arm«-Block übergehen.

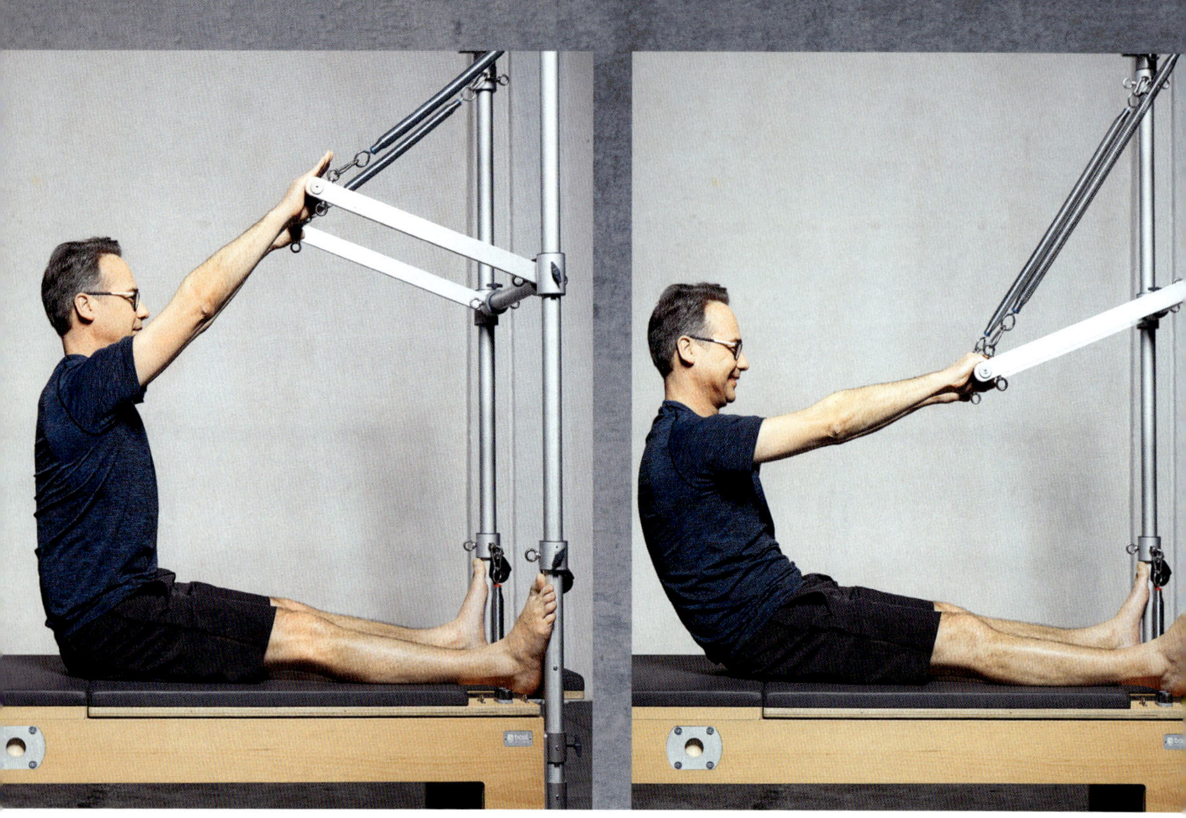

SITTING FORWARD

Bewegliche Wirbelsäule

»Full Body Integration! Schöne Umschreibung für: Der ganze Körper muss ackern. Ein wunderbares Stretching für den Rücken. Da merkt man ganz schnell, ob man ein steifer Sack ist oder nicht. Aber das Schöne beim Pilates, man kann seinen körperlichen Zustand ändern. Ich habe mich zu Beginn mit dieser Übung sehr schwergetan. Inzwischen habe ich meinen Bewegungsradius verdoppelt.«

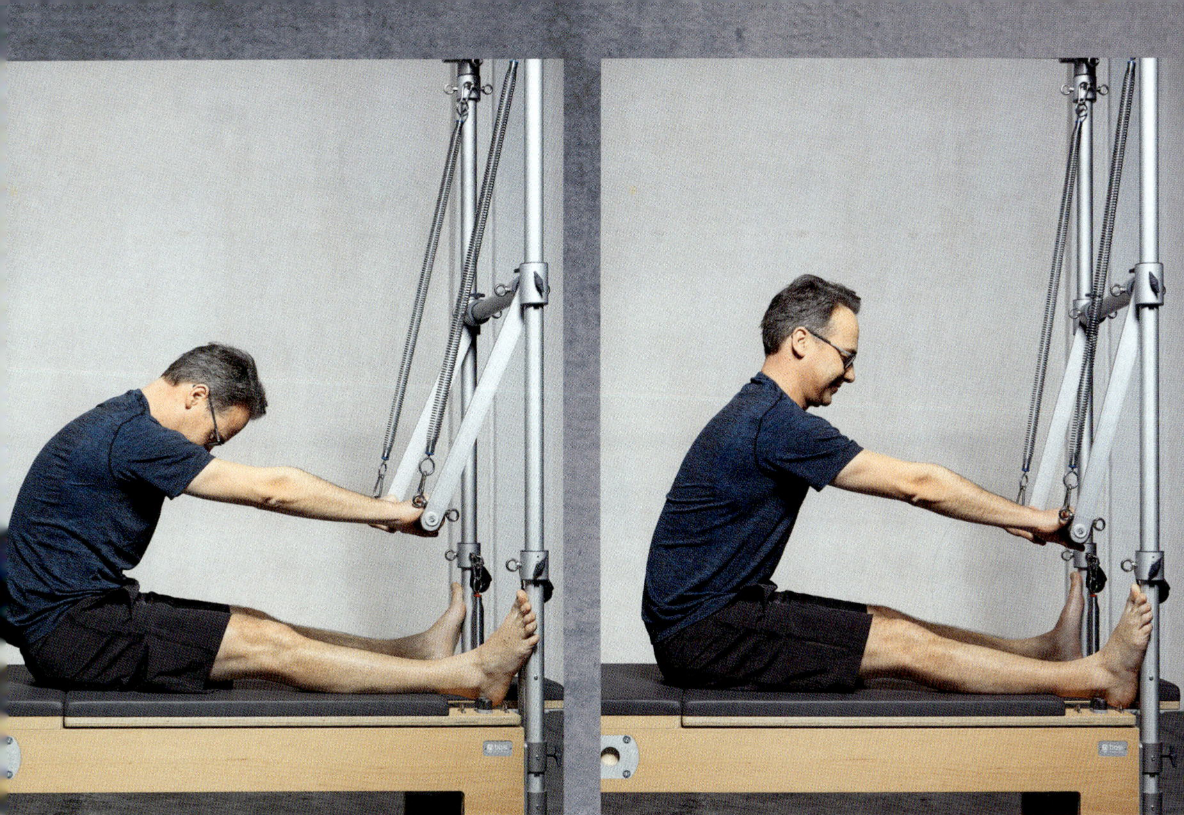

KURZ & BÜNDIG

Ausgangsposition: aufrechter Sitz Richtung Stange, Füße an den Pfosten drücken, Stange schulterbreit halten
Federwiderstand: mittel
Bewegungsablauf: beim Ausatmen Rücken rund und nach hinten lehnen, Stange runterdrücken, beim Einatmen Wirbelsäule diagonal strecken, beim Ausatmen Rücken rund und nach hinten lehnen, Stange geht hoch, beim Einatmen Rücken strecken, Ausgangsposition

ÜBUNG IM DETAIL

Mit dem Ausatmen lehnst du dich nach hinten und machst den Rücken rund, zieh dabei die Stange zu dir herunter. Bewege dann einatmend den Oberkörper in eine Diagonale nach vorn und strecke den Rücken in die Länge. Ausatmend gehst du von hier aus wieder nach hinten, zur gleichen Zeit wird der Rücken wieder rund. Bewege die Stange kontrolliert mit nach oben. Einatmend kommst du in den aufrechten Sitz zurück.

5 bis 8 Wiederholungen

WOZU DIESE ÜBUNG?
Diese Übung trainiert die Beweglichkeit in der Wirbelsäule und dehnt die Beinrückseite.

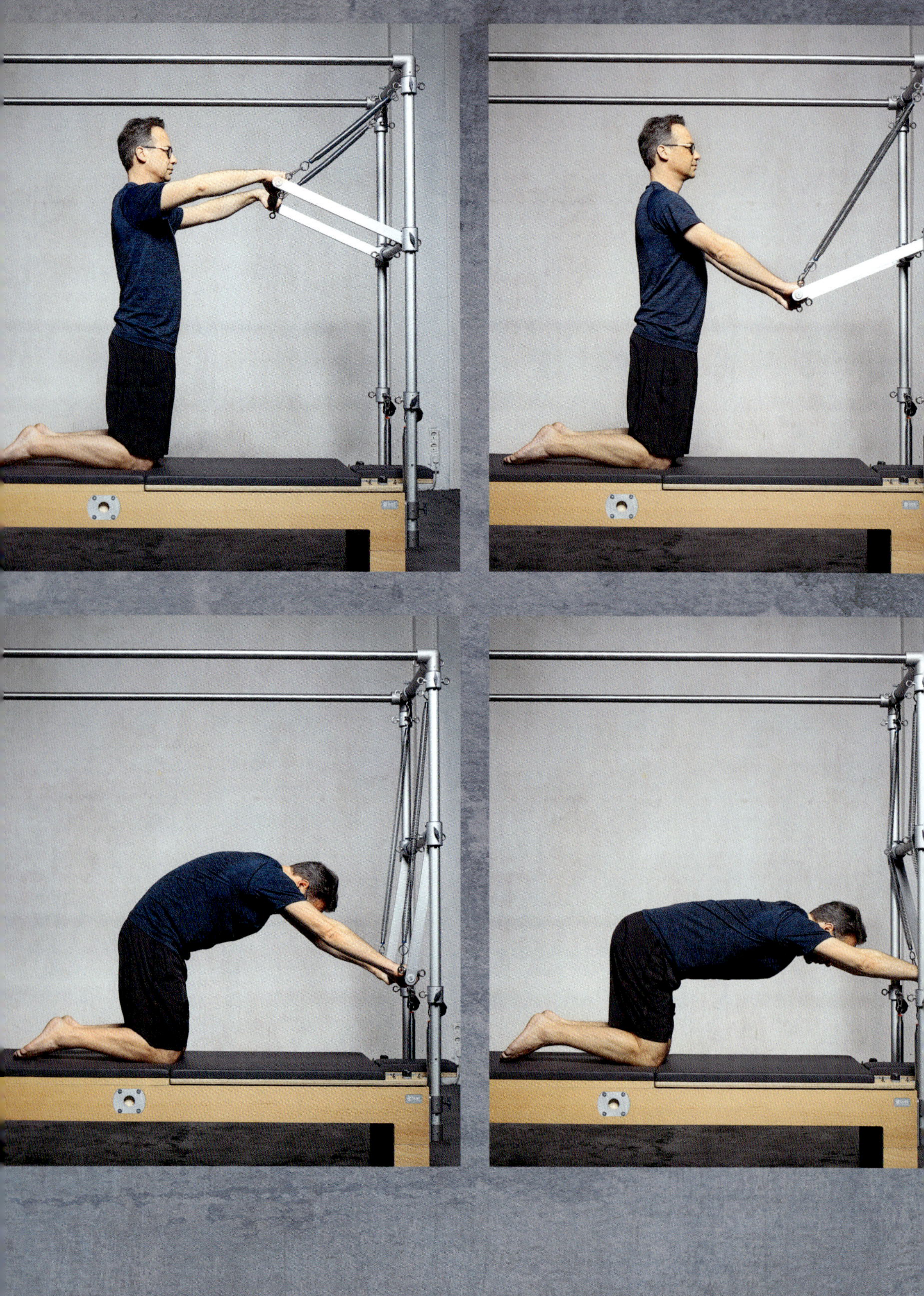

CAT STRETCH KNEELING

Genuss für Rücken und Schultern

»Katzen sind ja angeblich Genießer. Deshalb heißt die Übung so. Sie ist tatsächlich eine Wohltat für den Rücken. Aber Katzen haben anscheinend auch eine leicht masochistische Ader. Denn Bauchmuskeln und Schultern müssen bei dieser Übung ganz schön arbeiten.«

KURZ & BÜNDIG

Ausgangsposition: knien, Hände schulterbreit auf Stange, Handflächen nach unten, Ellenbogen gebeugt und seitlich
Federwiderstand: mittel
Bewegungsablauf: beim Einatmen vorbereiten, beim Ausatmen Arme strecken, Stange runterdrücken, runterrollen, Wirbelsäule in neutraler Position parallel zur Matte strecken, beim Einatmen unten bleiben und Schultern dehnen, beim Ausatmen hochrollen, Arme beugen, zur Ausgangsposition zurückkehren

ÜBUNG IM DETAIL

Mit dem Ausatmen drückst du die Stange runter, um anschließend die Wirbelsäule wie einen Katzenbuckel hinunterzurollen. Parallel zum Boden angekommen, dehnst du einatmend die Schultern und beginnst ausatmend über den Katzenbuckel wieder hochzurollen.

5 bis 10 Wiederholungen

WOZU DIESE ÜBUNG?
Diese Übung ist ein Genuss für Rücken und Schultern. Sie ist sehr beliebt, weil sie einfach guttut. Allerdings ist die Kraftkomponente nicht zu unterschätzen. Bauch und Schultermuskeln müssen einiges leisten.

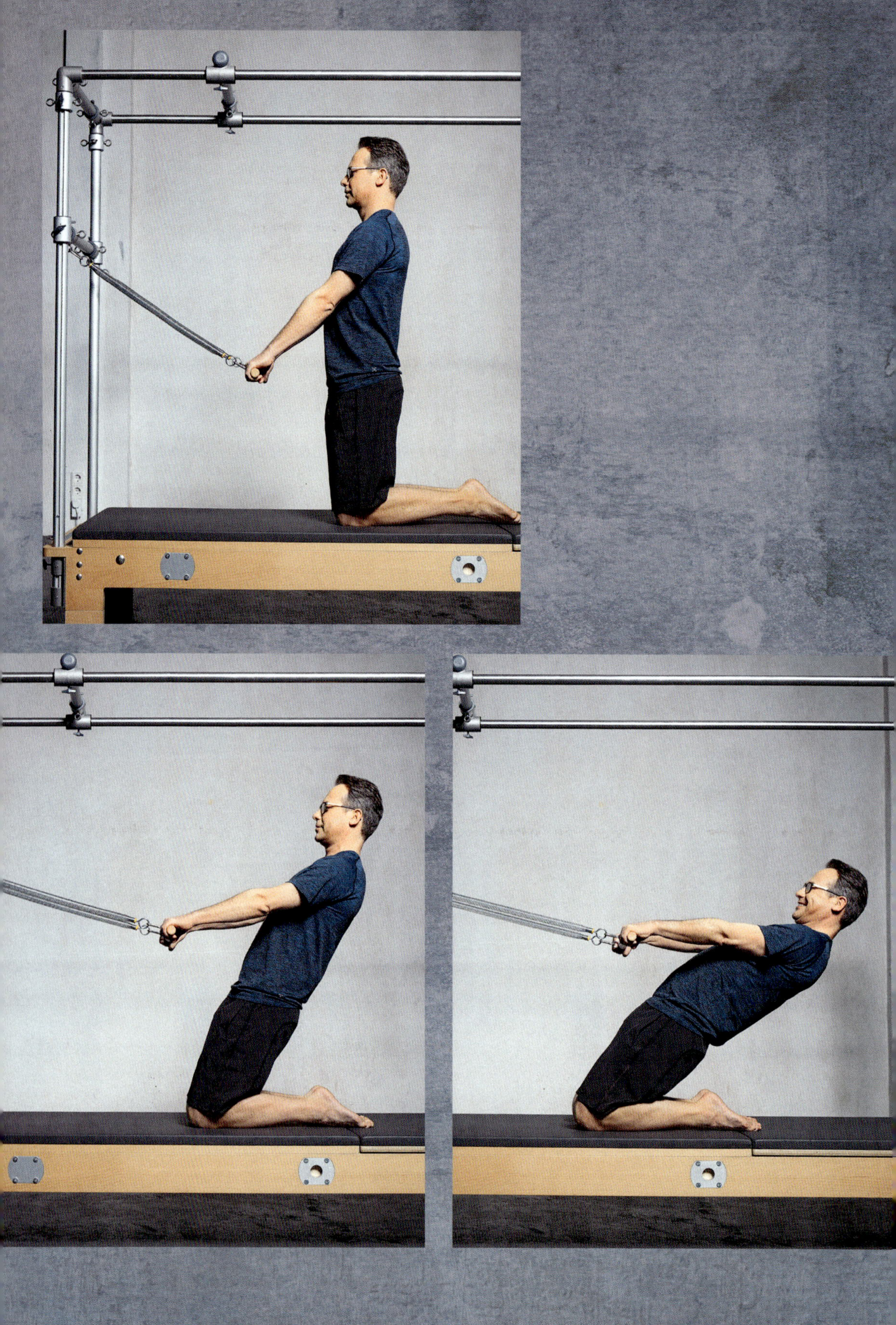

THIGH STRETCH WITH ROLL UP BAR

Kraft in den Oberschenkeln

»Kitesurfen? Sieht so aus. Macht auch fast genauso viel Spaß ;-). Beim Windsurfen auf den Knien werden die Oberschenkel gedehnt bis nach Neufundland. Ich habe jedes Mal Angst, dass mir gleich der Muskel um die Ohren fliegt, aber tatsächlich dankt er es mir. So ein effektives Stretching bekommt er nur ganz selten. Und einen knackigen Hintern macht die Übung laut Mariam auch.«

KURZ & BÜNDIG

Ausgangsposition: knien, die Holzstange in Schulterbreite halten
Federwiderstand: leicht bis mittel
Bewegungsablauf: beim Ausatmen Becken in hintere Kippung und aus den Kniegelenken nach hinten bewegen, beim Einatmen halten, beim Ausatmen aus den Kniegelenken in Ausgangsposition zurückkommen

ÜBUNG IM DETAIL

Mit dem Ausatmen bewegst du den Oberkörper nach hinten, wobei du die ganze Zeit den Po nach vorn drückst und in einer hinteren Beckenkippung bleibst. Die Wirbelsäule ist etwas gerundet, dadurch bewegt sich der Kopf auf natürliche Weise nach vorn. Mit dem Einatmen hältst du die Position. Mit der nächsten Ausatmung kehrst du zur Ausgangsposition zurück.

5 bis 8 Wiederholungen

WOZU DIESE ÜBUNG?
Diese Übung trainiert Kraft und Dehnung in den Oberschenkeln. Außerdem wirst du deine Gesäßmuskeln spüren.

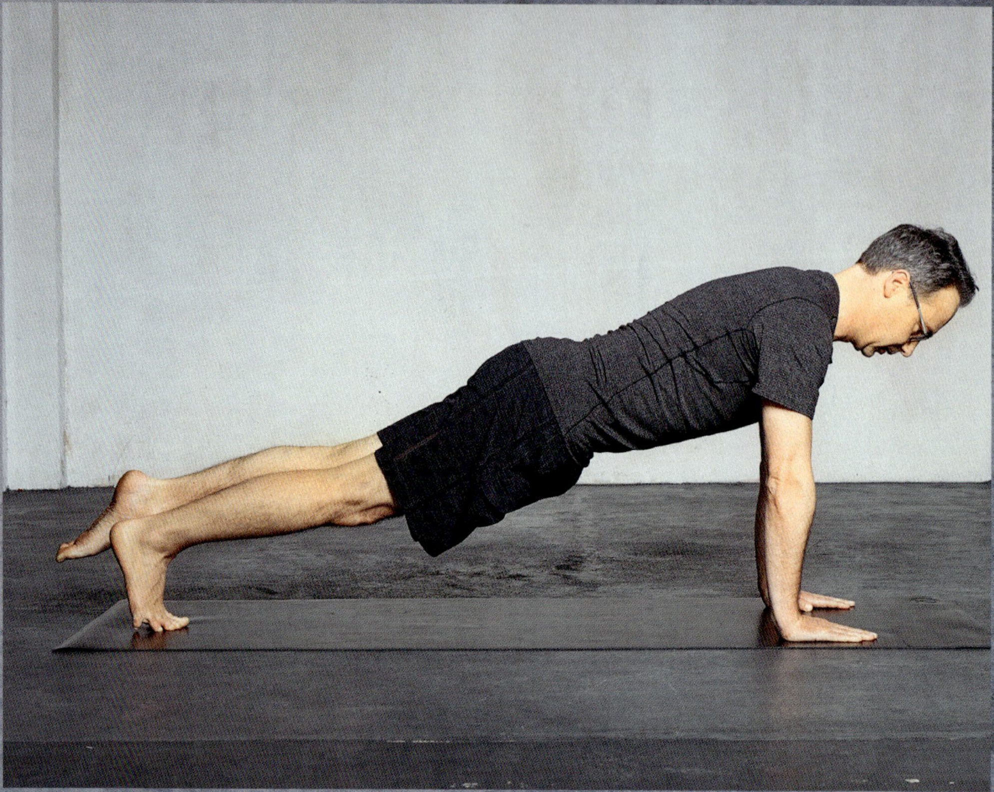

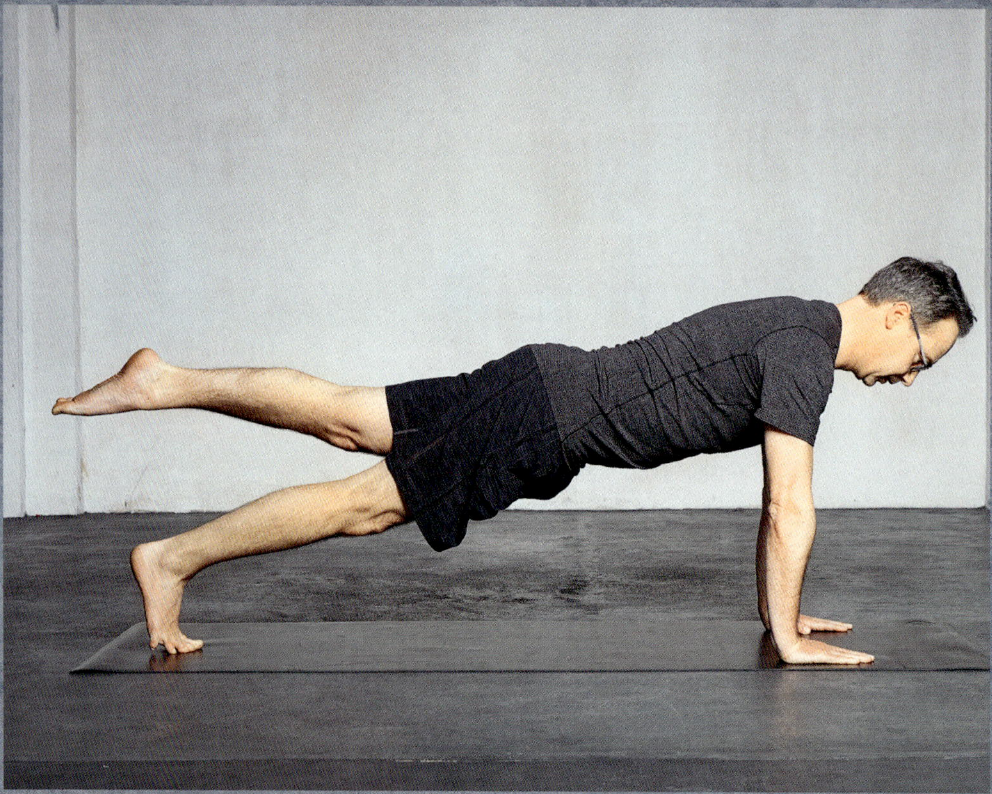

LEG PULL FRONT »TO GO«

Work-out-Intervall

KURZ & BÜNDIG

Ausgangsposition: Liegestützposition, ein Bein leicht über Matte angehoben, Fuß gestreckt
Bewegungsablauf: beim Ausatmen Bein anheben, beim Einatmen Bein absenken, nach 5 Wiederholungen Bein wechseln

ÜBUNG IM DETAIL

Mit dem Ausatmen wird das gestreckte Bein aus der Hüfte nach hinten angehoben, wobei das Becken stabil bleibt. Mit dem Einatmen tippst du den gestreckten Fuß auf den Boden und wiederholst auf dieser Seite 5-mal. Schiebe dich aus den Armen heraus, um ein Zusammensacken des oberen Rückens und der Schulterblätter zu verhindern. Außerdem solltest du die Bauchmuskeln gezielt nach innen ziehen, um das Becken zu stabilisieren und ein Hohlkreuz zu vermeiden.

WOZU DIESE ÜBUNG?
Das ist eine Übung für den ganzen Körper, die du wirklich überall ausführen kannst. Sie lässt sich super als kurzes Work-out-Intervall beim Laufen integrieren, und wenn du noch Kraft hast, kannst du noch ein paar Liegestütze dranhängen.

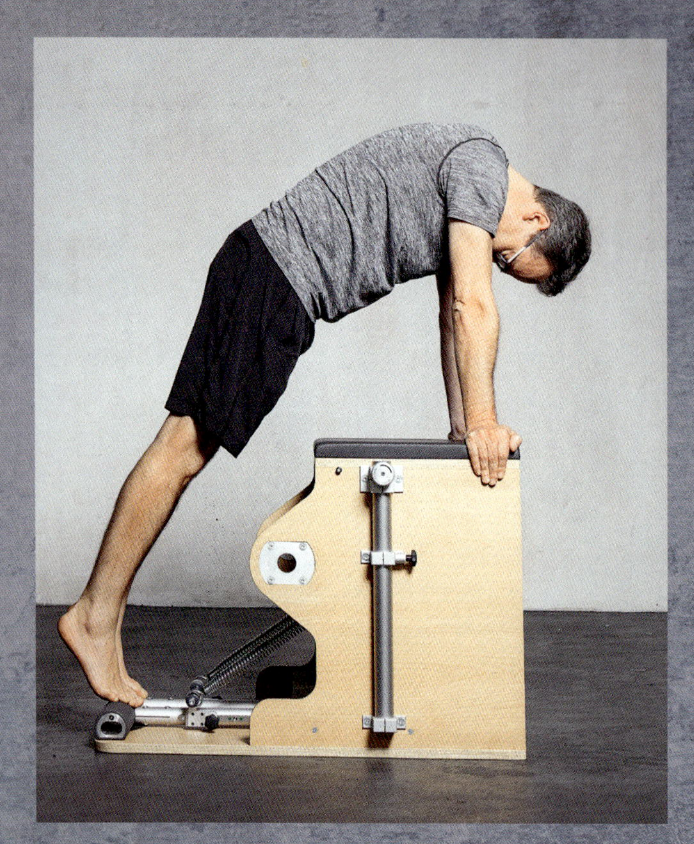

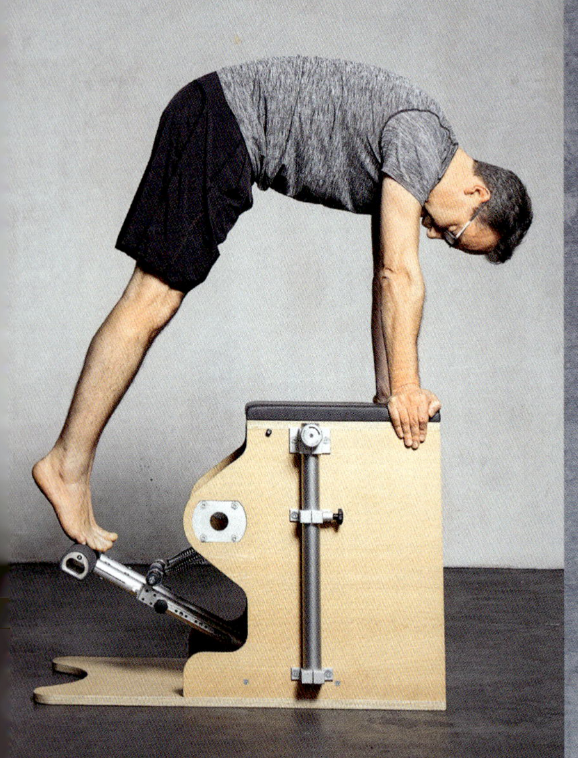

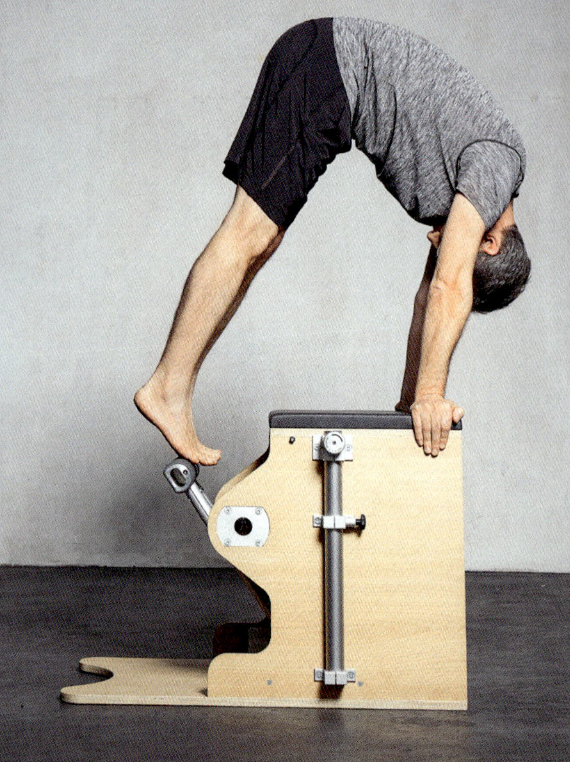

FULL PIKE

Die Mutprobe

»Auf dem Wunda Chair mache ich normalerweise nicht viele Übungen, aber diese ist sensationell. Natürlich sehen auch sie auf den Bildern nach nichts aus. Aber ich gehe jede Wette ein: Wer sie zum ersten Mal ausprobiert, wird scheitern. Das macht aber überhaupt nichts. Denn es macht einen demütig, wie wichtig Koordination, Timing und Vertrauen in den eigenen Körper sind. Das erste Mal steht man auf dem Federpedal und denkt, wie soll ich denn nun mein ganzes Gewicht genau anheben? Mit Schwung? Funktioniert nicht. Nur mit den Armen? Genauso wenig. Es muss alles zusammenspielen: Atmung, Anspannung, Kraft. Und plötzlich hebt es einen vom Boden weg. Ein super Gefühl. Als wäre ein Wunda geschehen ...«

KURZ & BÜNDIG

Ausgangsposition: Stand auf Pedal Richtung Wunda Chair, Beine parallel, Hände auf hinterem Teil des Gerätes, Schultern über Händen
Federwiderstand: mittel
Bewegungsablauf: beim Ausatmen Rumpf rund machen, Pedal heben, beim Einatmen Rumpf absenken

ÜBUNG IM DETAIL

Mit dem Ausatmen ziehst du die Bauchmuskeln nach innen und oben und machst den Rücken ganz rund. Der Rumpf bewegt sich Richtung Decke, ohne dass sich die Schultern nach vorn bewegen. Sie müssen senkrecht über den Händen bleiben. Während des Einatmens senkt sich das Pedal sehr kontrolliert ab, ohne den Boden zu berühren. Die C-Kurven-Form im Rücken bleibt die ganze Zeit erhalten.

5 bis 8 Wiederholungen

WOZU DIESE ÜBUNG?
Für diese Übung braucht man eine Portion Mut, denn immerhin ist der Kopf die ganze Zeit unten, und dann soll man auch noch mit dem Po hochkommen. Es geht um Kraft im Bauch und in den Armen genauso wie um Stabilität der Schultern und Schulterblätter. Wenn du dieses Konzept nicht verstanden hast, wird es nicht möglich sein, ohne zu schummeln hochzukommen. Abgesehen davon macht es einfach Spaß, einen ungewohnten Bewegungsablauf auszuprobieren. Du brauchst auf jeden Fall Ehrgeiz, um den Dreh rauszubekommen. Viel Spaß dabei.

Arm Work – Arme

»to go«:

Dieser Block ist für Männer der wahrscheinlich wichtigste, denn muskulöse Arme waren schon immer ein Zeichen von Kraft und Männlichkeit. Oft werden in üblichen Fitnessprogrammen nur die großen Muskeln trainiert, ohne auf die Bewegungsmechanik und Funktionalität des Schultergelenks zu achten.

Im Pilates-Training werden die Arme nicht isoliert gesehen, sondern mit der Anbindung zum Rumpf trainiert. Wir achten nicht nur darauf, wie sich die Arme bewegen, sondern zur selben Zeit muss eine stabile und aufgerichtete Rumpfposition gehalten werden können, wobei zusätzlich das Schultergelenk dynamisch stabilisiert wird. So werden viele kleine Muskeln angesprochen, die dafür zuständig sind, dass sich die Schulterblätter in Relation zur Armbewegung stabil mitbewegen.

Eine korrekte Bewegungsmechanik und Koordination sind von großer Wichtigkeit, weil es in diesem Bereich gerade bei sportlichen Aktivitäten wie Schlag- und Kampfsportarten schnell zu Verletzungen kommen kann, denn dieses Gelenk ist sehr empfindlich. Hier gilt besonders das Motto: Qualität vor Quantität.

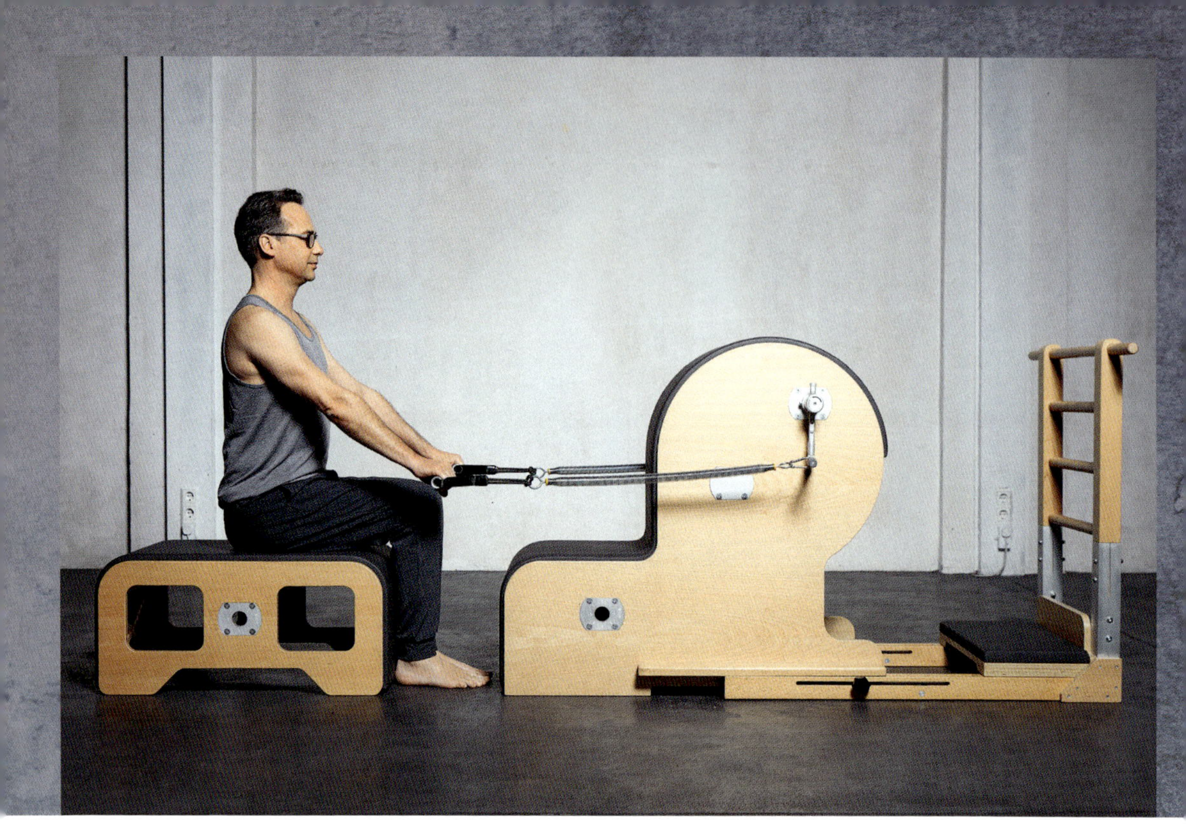

CHEST EXPANSION

Das breite Kreuz

»Meine Lieblingsübung für den Trizeps. Die Beulen am Arm kommen dabei richtig schön raus. Aber auch der gesamte Rücken wird trainiert. Wer einen starken Latissimus besitzt, hat ein V-förmiges Kreuz. Das ist nicht nur in einem engen T-Shirt von Vorteil, sondern auch bei allen Sportarten, die aus den Armen kommen, wie zum Beispiel beim Tennis, Boxen oder Golf. Aufpassen: Gerade sitzen und nicht aus dem Hohlkreuz arbeiten!«

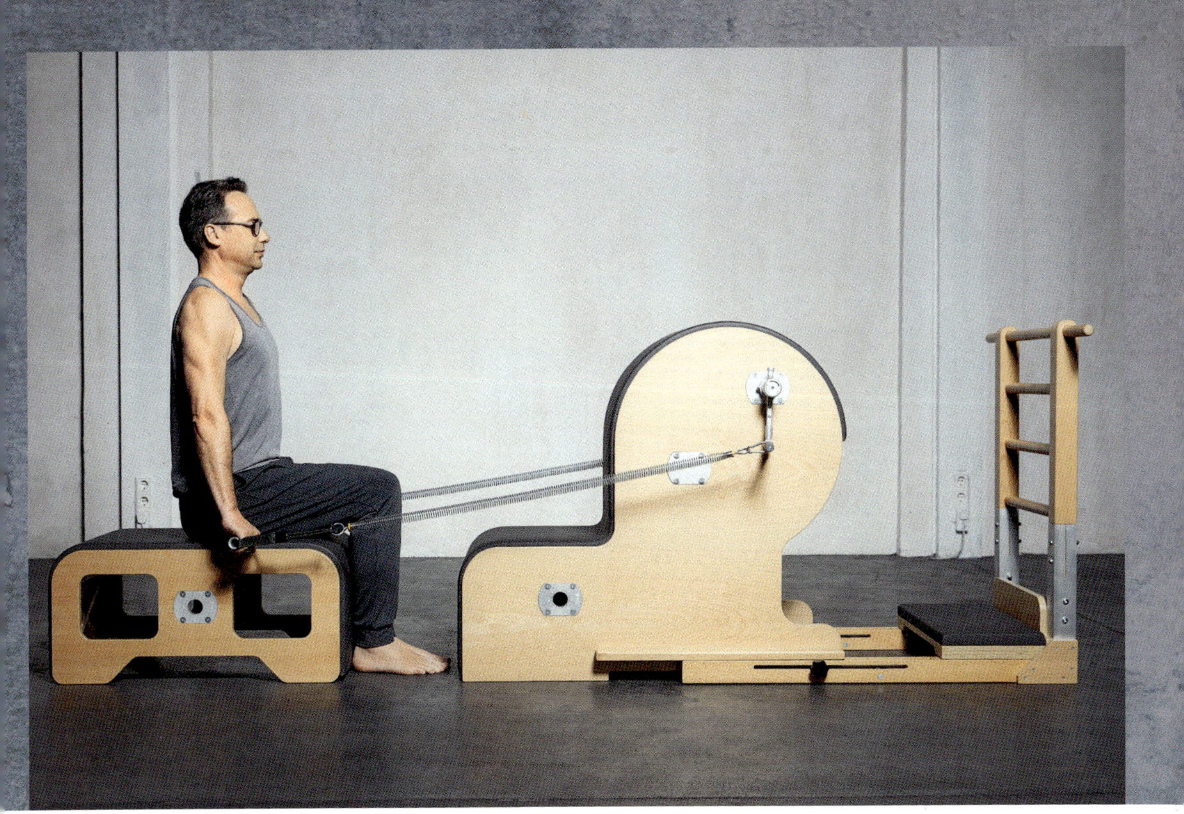

KURZ & BÜNDIG

Ausgangsposition: aufrechter Sitz, Beine zusammen und 90 Grad gebeugt, Griffe halten, Arme vor dem Körper, Handflächen schauen nach hinten
Bewegungsablauf: beim Ausatmen Arme nach hinten, beim Einatmen Arme nach vorn

ÜBUNG IM DETAIL

Mit dem Ausatmen werden die Arme gestreckt nach hinten geführt.
Mit dem Einatmen führst du die Arme wieder nach vorn, ohne die Federspannung zu verlieren. Der Rücken sollte aufrecht und stabil bleiben. Die Schultern sind unten.

10 Wiederholungen

WOZU DIESE ÜBUNG?
Bei dieser Übung wird unter anderem der große Rückenmuskel trainiert. Er ist von der Fläche gesehen der größte Skelettmuskel des menschlichen Körpers und macht das »breite Kreuz«. Beim Boxen kommt der harte Punch vom großen Rückenmuskel. Die Beschleunigung und Koordination beim Sprinten beginnt im Oberkörper. Es gibt viele Gründe, diese Übung zu machen.

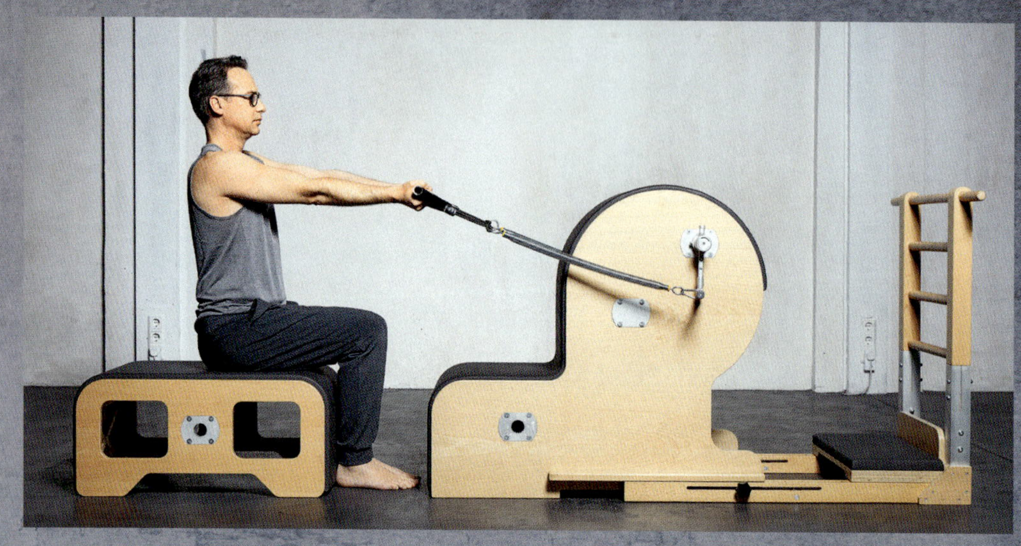

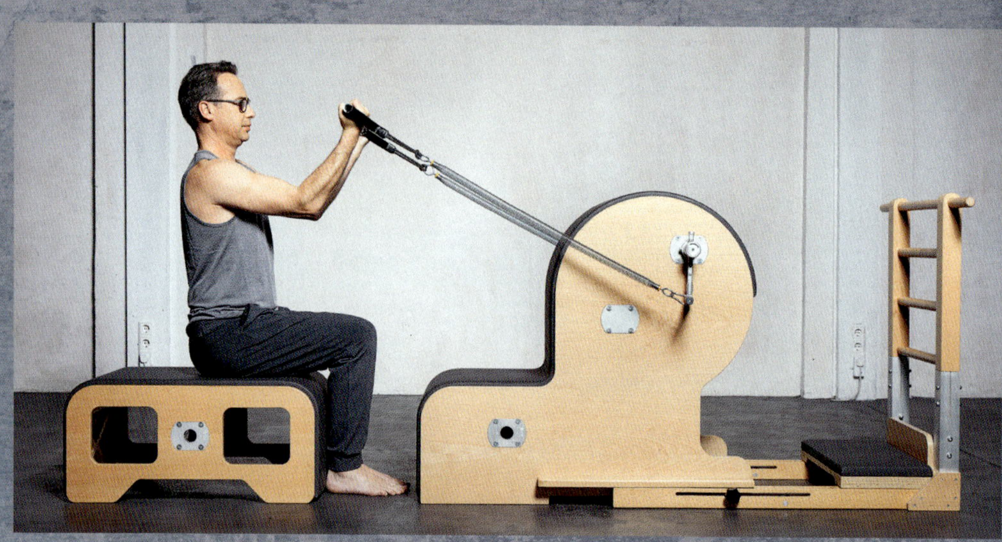

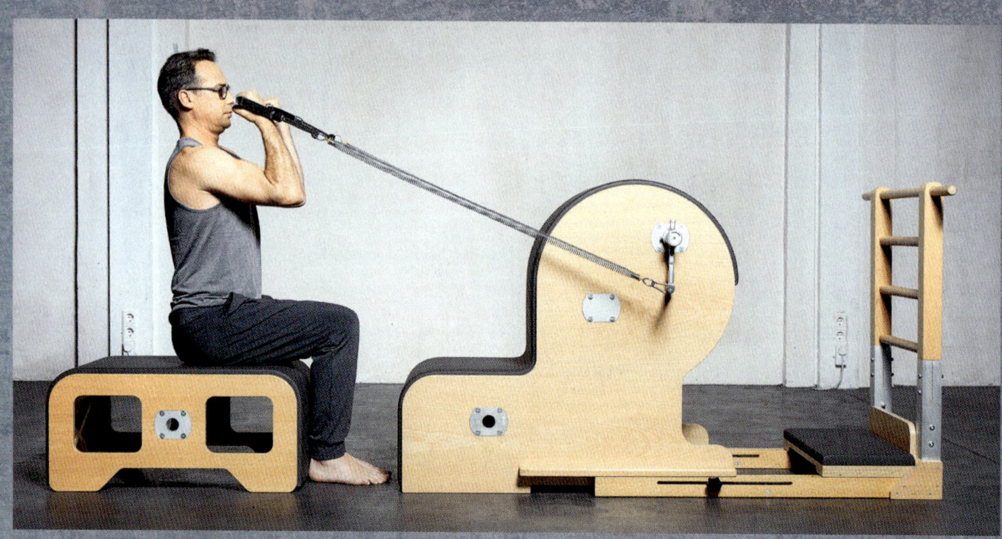

BICEPS

Der sexy Oberarm

»Bizeps. Der pawlowsche Hund für Pumper. Kaum fällt dieses Wort, machen sie sich oben frei und legen noch einen Eisenscheit aufs Feuer. Beim Pilates geht es aber immer auch um exzentrische und konzentrische Muskelarbeit. Und zwar gleichberechtigt und in ruhiger Geschwindigkeit. Bei dieser Übung wird der Bizeps also nicht nur in der Verkürzung trainiert, sondern auch in der Streckung. Das ergibt einen gut definierten Oberarm, aber was noch viel wichtiger ist: vor allem Funktionalität. Mit den Armen heben wir im Alltag nämlich nicht nur schwere Dinge hoch, sondern lassen sie auch wieder runter. Und zwar meistens langsam und vorsichtig. Sonst kann man gleich einen neuen Kasten Wasser kaufen gehen.«

KURZ & BÜNDIG

Ausgangsposition: aufrechter Sitz, Beine zusammen und 90 Grad gebeugt, Griffe halten, Handflächen zeigen zur Decke, Arme parallel zueinander und in Schulterhöhe, Körper gestreckt
Bewegungsablauf: beim Ausatmen Ellenbogen beugen, beim Einatmen Ellenbogen strecken

ÜBUNG IM DETAIL

Mit dem Ausatmen beugst du die Ellenbogen, wobei die Oberarme parallel zum Boden bleiben, ohne sich zu bewegen. Mit dem Einatmen streckst du die Ellenbogen. Der Oberkörper muss aufrecht und stabil bleiben. Aktiviere die Rückenmuskeln, um der Tendenz entgegenzuwirken, im Rücken rund zu werden, und behalte die Schultern unten.

10 Wiederholungen

WOZU DIESE ÜBUNG?
Die Armbeuger werden beansprucht, wenn du einen Wasserkasten schleppen musst oder wenn du dich beim Klettern hochziehst. Außerdem gibt dieser Muskel dem Oberarm eine gute Form.

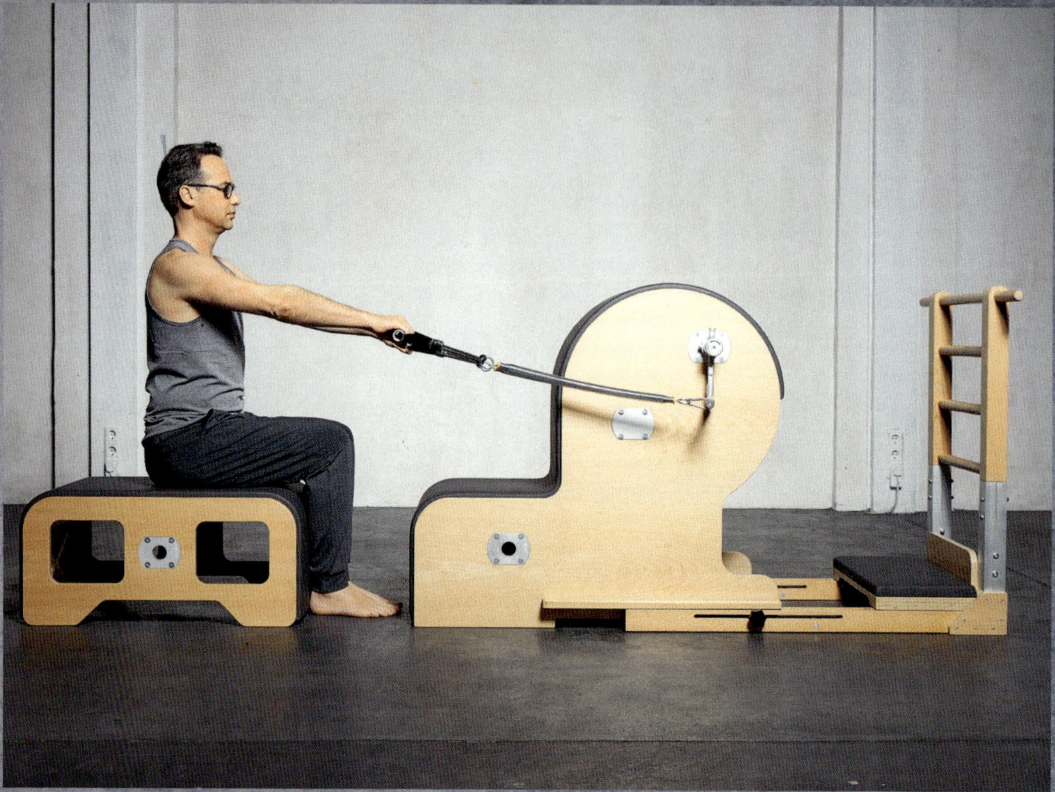

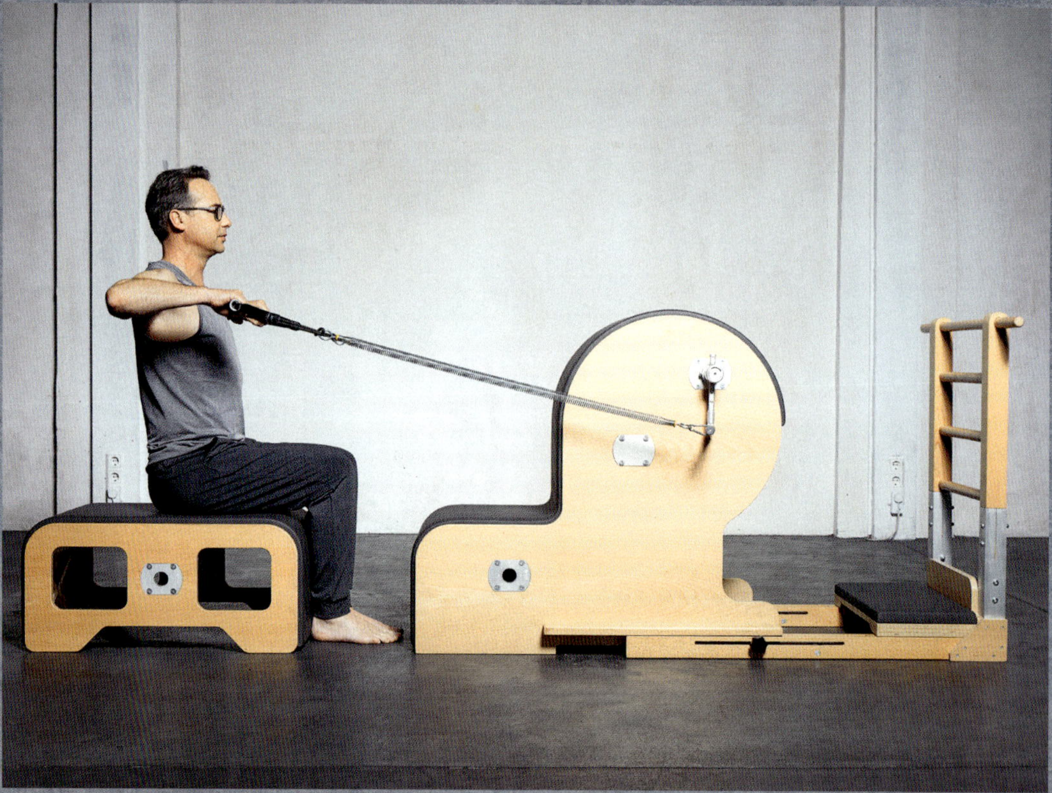

RHOMBOIDS

Rückenaufrichtung für Bürohengste

»Die Übung funktioniert wie das klassische Rudern. Denkt man. Aber durch das kurze Zusammenziehen der Schulterblätter kann man am Arm Chair noch eine weitere Muskelgruppe trainieren, die sonst oft zu kurz kommt. Durch die Federn kann man die Übungen sehr kontrolliert ausüben und merkt sofort, dass hohe Geschwindigkeit gar nichts bringt. Langsamkeit ist effektiv! Wer es gewohnt ist, sein Training wie Dauerfeuer durchzuballern, würde diese hier gar nicht hinbekommen. Die Federn zwingen einen zum richtigen Timing, und das unterstützt auch die korrekte Atmung.«

KURZ & BÜNDIG

Ausgangsposition: aufrechter Sitz, Beine zusammen und 90 Grad gebeugt, Griffe halten, Handflächen nach unten, Arme parallel zueinander und in Schulterhöhe, Körper gestreckt
Federwiderstand: mittel bis schwer
Bewegungsablauf: beim Ausatmen Ellenbogen beugen und nach hinten bewegen, danach die Schulterblätter zusammenziehen, beim Einatmen Schulterblätter auseinanderbewegen, Ellenbogen strecken

ÜBUNG IM DETAIL

Mit dem Ausatmen beugst du die Ellenbogen und bewegst sie in Schulterhöhe nach außen und hinten. Danach ziehst du, immer noch ausatmend, die Innenseiten der Schulterblätter zusammen. Einatmend werden zuerst die Schulterblätter auseinanderbewegt und anschließend die Ellenbogen gestreckt. Der Oberkörper muss aufrecht und stabil bleiben. Aktiviere die Rückenmuskeln, um der Tendenz entgegenzuwirken, den Rücken rund zu machen. Außerdem bleiben die Schultern unten.

10 Wiederholungen

WOZU DIESE ÜBUNG?
Diese Übung ist besonders wichtig für die Kräftigung und Aufrichtung des oberen Rückens. Wenn du den ganzen Tag im Büro sitzt und der obere Rücken wehtut, liegt es oft daran, dass du nach vorn gelehnt bist, um am Computer zu arbeiten. Vereinfacht gesagt, verkürzt sich dann die Vorderseite der Schulter. Durch das Zusammenziehen der Schulterblätter machst du die Gegenbewegung, was sehr wirksam ist, um den Rücken wieder aufzurichten.

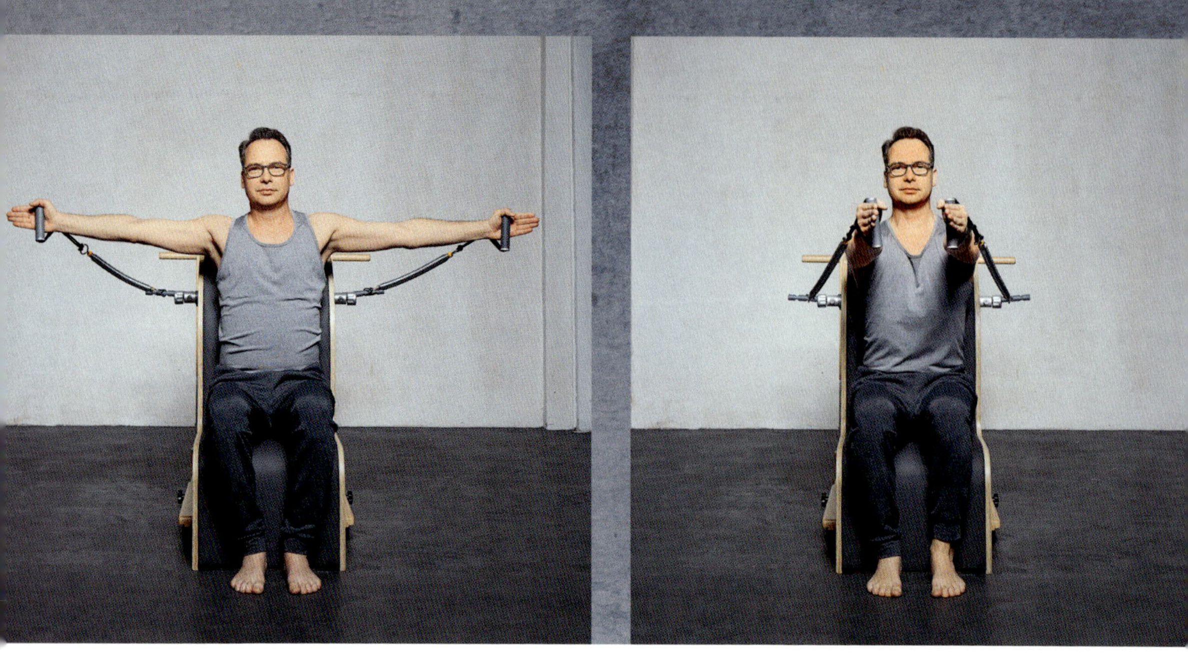

HUG A TREE + ARM CIRCLES

Boost für die Brustmuskulatur

Hug A Tree: »Diese Übung heißt auf Deutsch allen Ernstes ›Umarme den Baum‹. Man kann sie aber auch gerne ›Tu was für deine Hühnerbrust‹ nennen. Durch die aufrechte Sitzposition wird der Rücken stabilisiert, sodass man nicht ins Hohlkreuz gehen kann.«

Arm Circles: »Ich habe mir vor einigen Jahren beim Skifahren die linke Schulter gebrochen. Nun macht man bei einem Schulterbruch eigentlich nichts, außer fleißig Reha. Die habe ich damals nicht so ernst genommen – mit dem Ergebnis, dass mir die komplette Beweglichkeit in der linken Schulter immer noch fehlt. Seit ich diese Übung regelmäßig mache, kommt sie endlich zurück.«

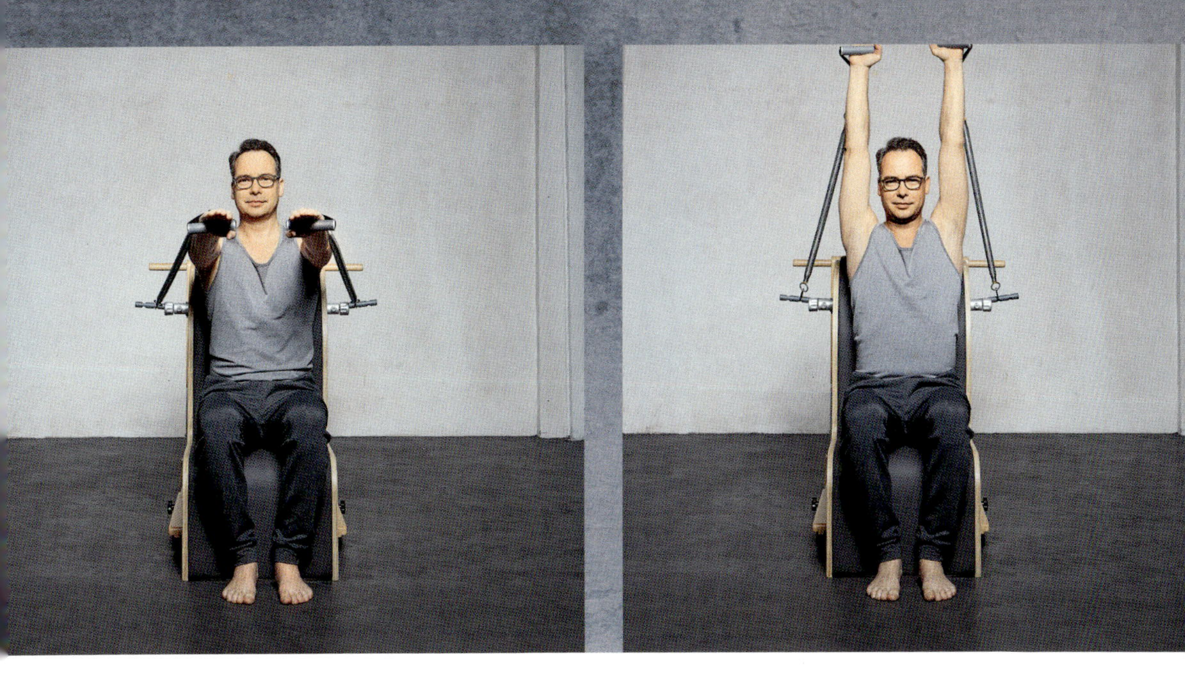

KURZ & BÜNDIG

Ausgangsposition: aufrechter Sitz, Rücken gegen Lehne, Beine hüftbreit und 90 Grad gebeugt, Griffe halten, Arme in T-Position, Handflächen nach vorn
Bewegungsablauf »Hug A Tree«: beim Ausatmen Arme parallel zueinander bewegen, beim Einatmen Arme öffnen
Bewegungsablauf »Arm Circles«: beim Ausatmen Arme zueinanderbewegen, beim Einatmen Arme über vorn heben, Richtung wechseln

ÜBUNG IM DETAIL

Mit dem Ausatmen werden die Arme in Schulterhöhe parallel zueinanderbewegt, um sie mit dem Einatmen wieder in die T-Position zu öffnen. Nach 10 Wiederholungen geht es mit den Armkreisen weiter. Hier werden die Arme über Kopf gehoben und über die Seite wieder abgesenkt. Danach die Richtung wechseln.

Die gesamte Zeit ziehst du den Bauch nach innen und schiebst den Rücken in die Lehne, um gerade zu sitzen. Die Schulterblätter sind während der gesamten Übung weit und stabil. Außerdem schiebst du die Hände aktiv in die Griffe, um den Federwiderstand im kompletten Bewegungsradius auszunutzen.

10 Wiederholungen pro Bewegung

WOZU DIESE ÜBUNG?
Die Übung »Hug A Tree« kräftigt und dehnt die Brustmuskulatur. Eine muskulöse und definierte Brust ist in der Fitnesswelt ein Symbol für Männlichkeit.

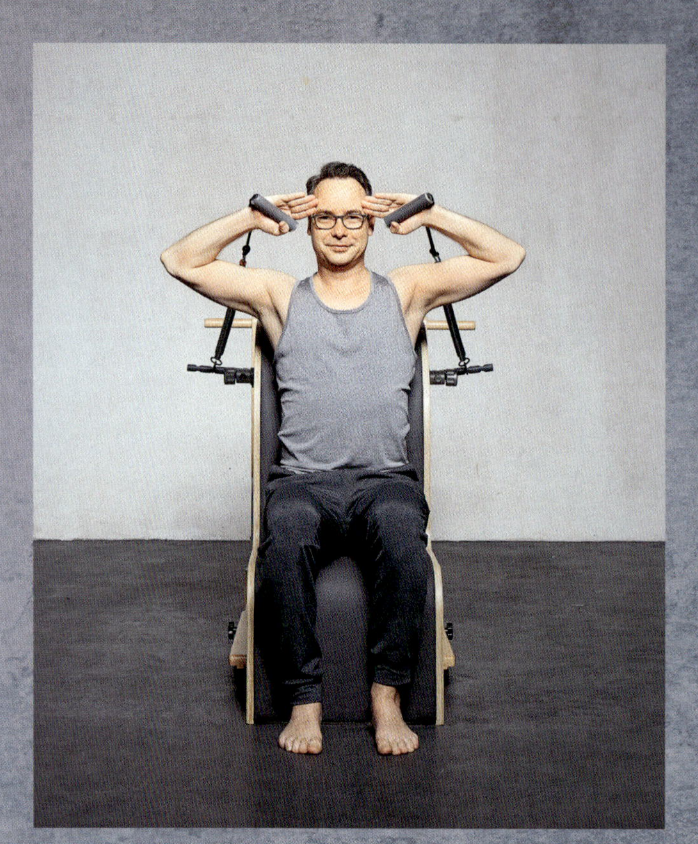

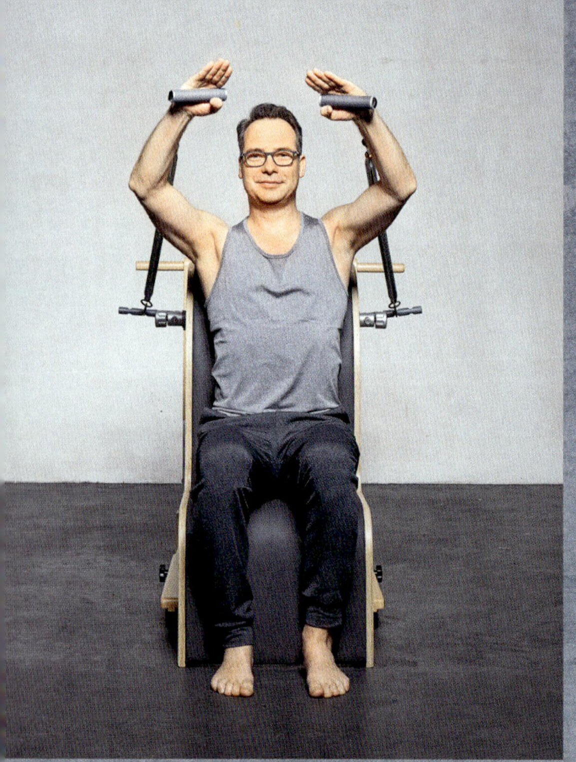

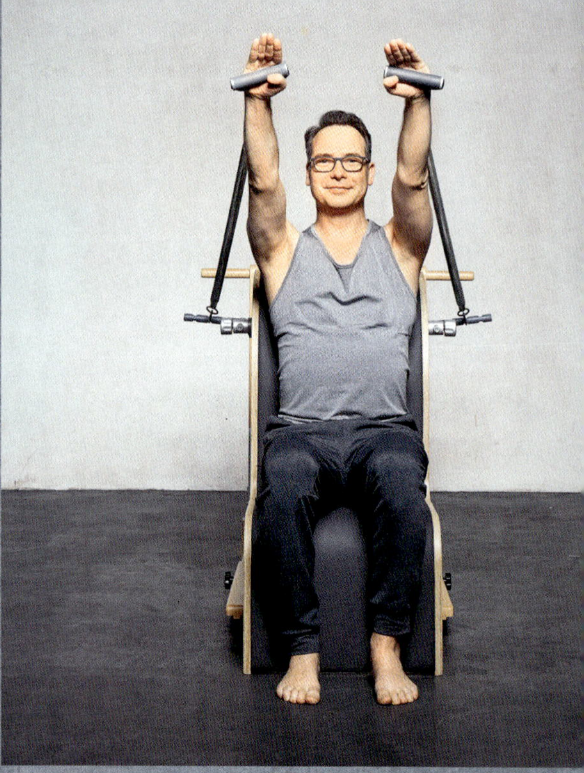

SALUT

Kontur für die Armrückseite

»Wer nicht bei der Bundeswehr war, weiß erst mal nichts damit anzufangen: Fingerspitzen an die Schläfe und dann zum Gruß nach vorne strecken. Doch im Gegensatz zur Wehrpflicht, hat diese Übung nicht ausgedient. Mich erinnert sie tatsächlich immer an meine Zeit beim Bund. Doch da sind wir wie die Blöden ohne Sinn und Verstand über eine Hindernisbahn geschickt worden. Bei diesem Manöver hier kommt aber tatsächlich was rum. Nämlich ein gut definierter Trizeps.«

KURZ & BÜNDIG

Ausgangsposition: aufrechter Sitz, Rücken gegen Lehne, Beine zusammen und 90 Grad gebeugt, Griffe halten, Hände an den Schläfen, Finger nach vorn ausgerichtet, Ellenbogen seitlich gebeugt
Bewegungsablauf: beim Ausatmen Arme diagonal nach vorn und oben strecken, beim Einatmen Ellenbogen beugen

ÜBUNG IM DETAIL

Mit dem Ausatmen streckst du die Arme auf einer aufsteigenden Diagonale nach vorn. Deine Schultern bleiben dabei hinten und unten. Mit dem Einatmen beugst du seitlich die Ellenbogen und bringst die Hände dabei Richtung Schläfen. Mach den Rücken ganz breit und ziehe die Schulterblätter Richtung »Gesäßtaschen«.

10 Wiederholungen

WOZU DIESE ÜBUNG?
Hier wird unter anderem der dreiköpfige Armstrecker (Trizeps) trainiert. Dieser Muskel gibt der Armrückseite seine Kontur. Er wirkt außerdem wie eine Sperre im Ellenbogengelenk und verhindert das Einknicken des Arms beim Aufstützen.

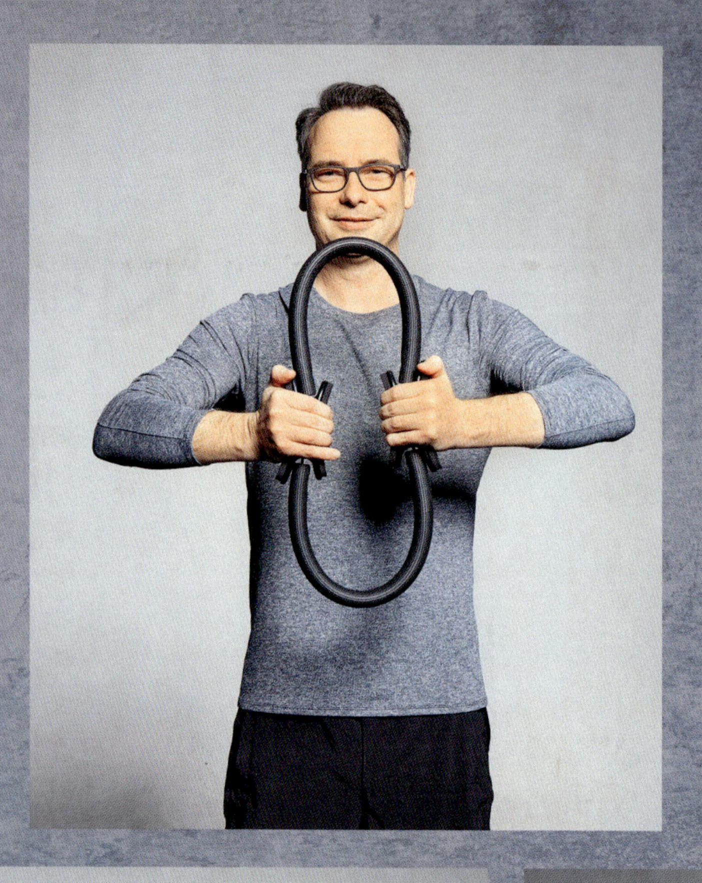
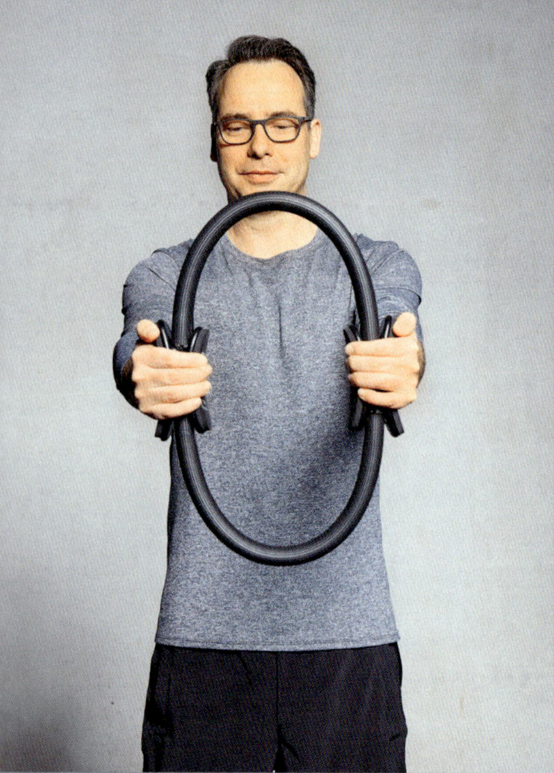
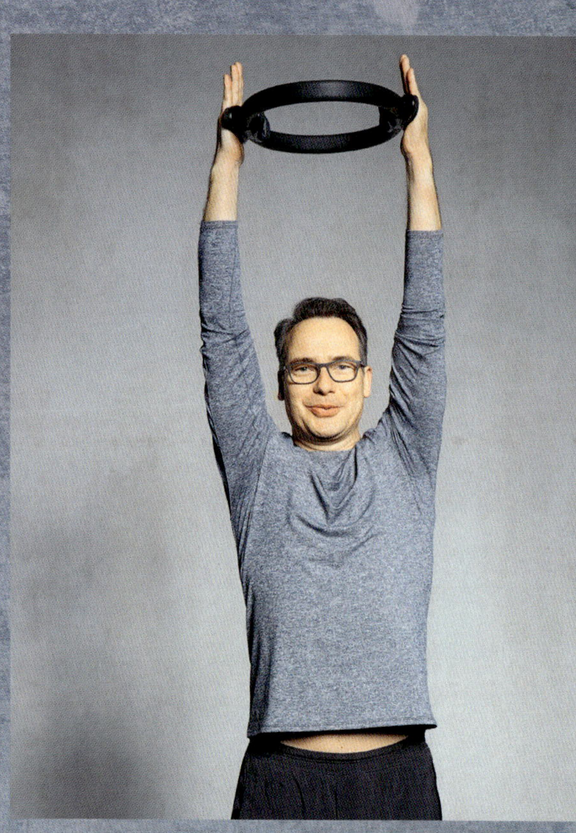

ARMS BENT + STRAIGHT + OVERHEAD MIT PILATES-RING »TO GO«

Die trainierte Brustmuskulatur

KURZ & BÜNDIG

Ausgangsposition: aufrechter Stand, Pilates-Ring vor Brust in Schulterhöhe halten, Pilates-Ring über Kopf, Arme gestreckt
Bewegungsablauf: beim Ausatmen Pilates-Ring federnd drücken, beim Einatmen Spannung lösen

ÜBUNG IM DETAIL

Drücke den Ring gleichmäßig und federnd so, dass die Spannung schnell aufgebaut wird und eine Art Rebound-Effekt entsteht. Dabei bleiben die Schulterblätter weit und die Schultern unten. Halte ansonsten die Position des Körpers stabil und kontrolliert.
Wenn du diese Übung mit dem Fußball übst, sollte die Bewegung sehr langsam und gleichmäßig sein. Das federnde Gefühl ist dann nicht mehr da, aber du trainierst die gleichen Muskeln.

WOZU DIESE ÜBUNG?
In dieser Übung wird schnell und effektiv die Brustmuskulatur trainiert. Eine trainierte Brust ist der Inbegriff von Männlichkeit. Was soll ich sagen, los, Männer!

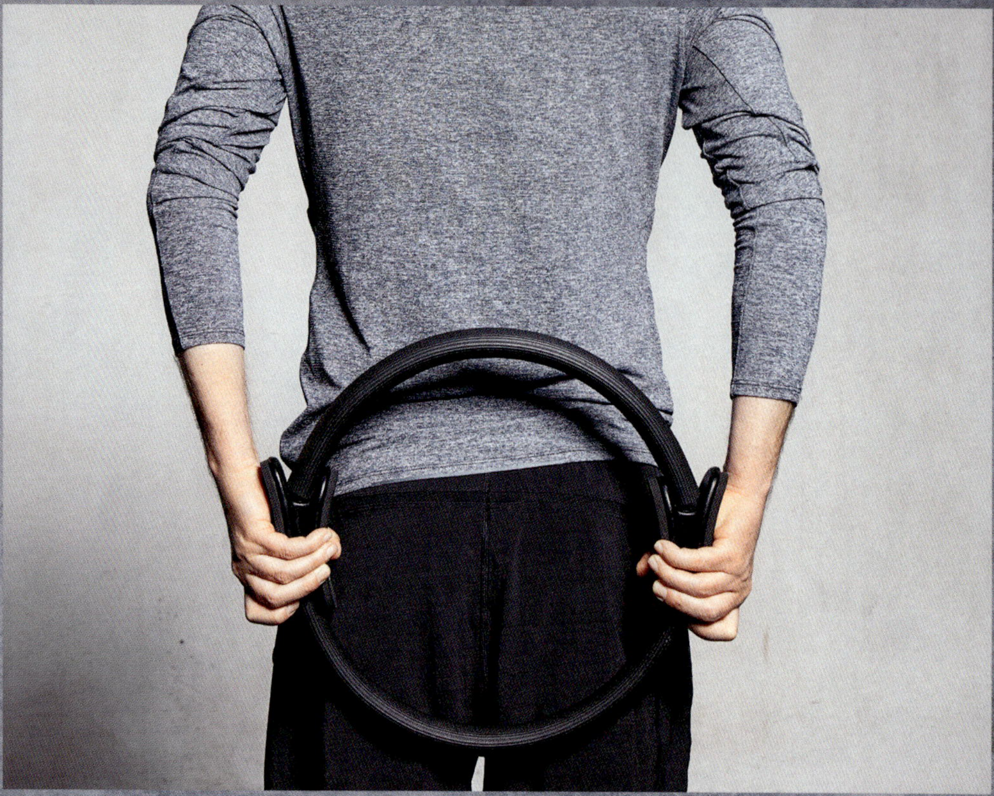

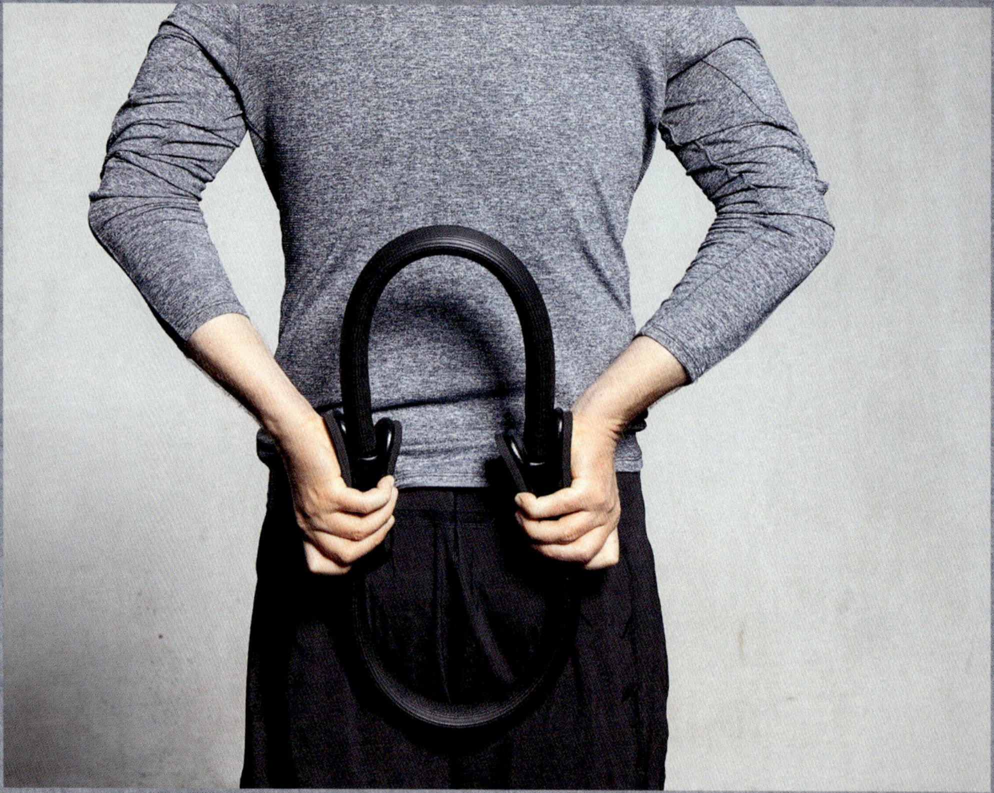

TRIZEPS MIT PILATES-RING »TO GO«

Knackige Armrückseiten

KURZ & BÜNDIG

Ausgangsposition: aufrechter Stand, Pilates-Ring hinter Po halten, Arme möglichst gestreckt, Schultern unten
Bewegungsablauf: beim Ausatmen Pilates-Ring/Fußball drücken, beim Einatmen Spannung lösen

ÜBUNG IM DETAIL

Mit dem Ausatmen drückst du den Ring oder Fußball. Mit dem Einatmen löst du den Druck etwas. Achte darauf, dass die Schultern unten bleiben und die Arme möglichst gestreckt sind. Durch die Position bedingt ist diese Übung sehr anstrengend, und die Bewegung wird sehr klein ausfallen.

WOZU DIESE ÜBUNG?
Diese Übung kräftigt die Armrückseiten und macht sie knackig.

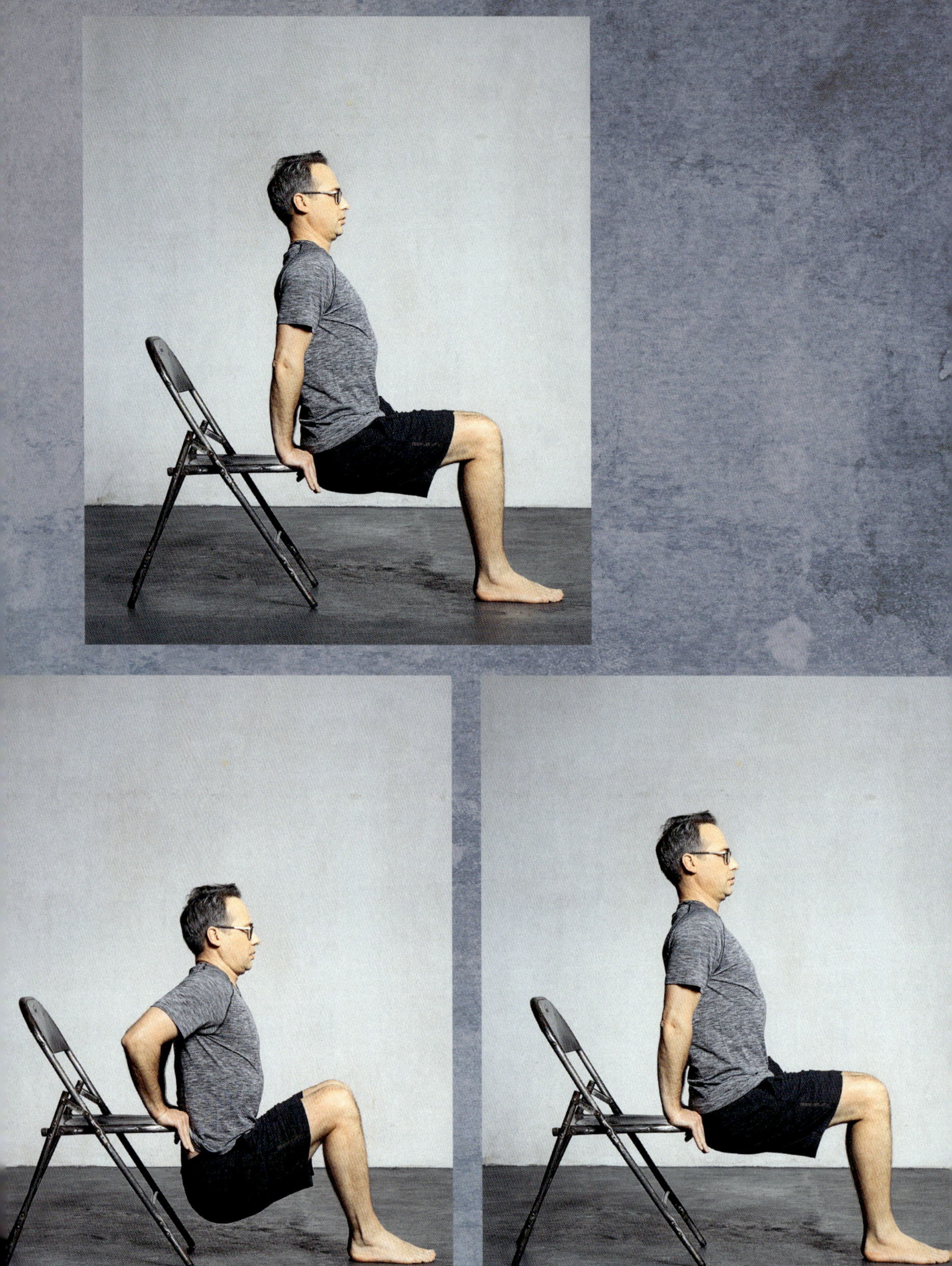

TRIZEPS-STÜTZ AM STUHL »TO GO«

Arme kräftigen im Alltag

KURZ & BÜNDIG

Ausgangsposition: mit dem Rücken zum Stuhl, Hände auf vorderen Teil der Sitzfläche legen, Finger nach vorn, Ellenbogen nach hinten ausgerichtet, Beine hüftbreit und parallel, Rücken gerade, Becken aufgerichtet
Bewegungsablauf: beim Einatmen Arme beugen, beim Ausatmen Arme strecken

ÜBUNG IM DETAIL

Die Arme werden mit dem Einatmen gebeugt, sodass die Ellenbogen direkt nach hinten schauen. Mit dem Ausatmen streckst du die Arme und schiebst dich ganz weit nach oben. Der Rücken bleibt komplett gerade und das Becken ist so aufgerichtet, dass die Sitzbeinknochen zum Boden schauen.
Achte darauf, dass du die Schulterblätter stabil hältst, um zu vermeiden, dass du in den Schultern hängst.

10 Wiederholungen

WOZU DIESE ÜBUNG?
Diese Übung kräftigt die Armrückseiten und kann wirklich überall zwischendurch ausgeführt werden.

Leg Work – Beine

Klassischerweise werden bei Männern die Beine sträflich vernachlässigt. Sie wollen einen gut gestählten Oberkörper, die Arme platzen fast aus allen Nähten, während die Beine wie Stöcke aussehen und so die Proportionen einfach nicht zusammenpassen. Dabei sollte man immer bedenken, dass ohne die Beine gar nichts läuft. Sogar beim Bankdrücken brauchst du deine Beine. Sie bilden das Fundament und sollten eine solide Substanz haben, sonst ist nämlich im Oberkörper auch nichts los. Allein beim Gehen wechselt die Belastung, und das Gewicht verlagert sich abwechselnd vom Standbein auf das Spielbein. Ohne Beinmuskulatur würdest du einfach umfallen.

Wir haben eine funktionelle und dynamische Beinübung gewählt: das Springen. Durch die Federn hast du den Effekt von Schweben und Schwerelosigkeit, wie bei einem Trampolin. Dadurch, dass du auf dem Rücken liegst, kannst du die Landung und den Absprung extrem gut kontrollieren. Du solltest immer über Zehen, Ballen und am Schluss der Ferse abrollen, um die Bewegung möglichst weich und koordiniert auszuüben. Kontrolliere dann noch, dass bei der Landung die Knie zwischen den zweiten und dritten Zehen ausgerichtet sind, damit die Beinachse verbessert wird.

Du übst hier außerdem das Timing von Absprung und Landung. Ich finde diese Übungsfolge auch sehr geeignet für eine kleine Kardio-Einheit. Diese Trainingskomponente kommt beim Pilates-Training ansonsten zu kurz.

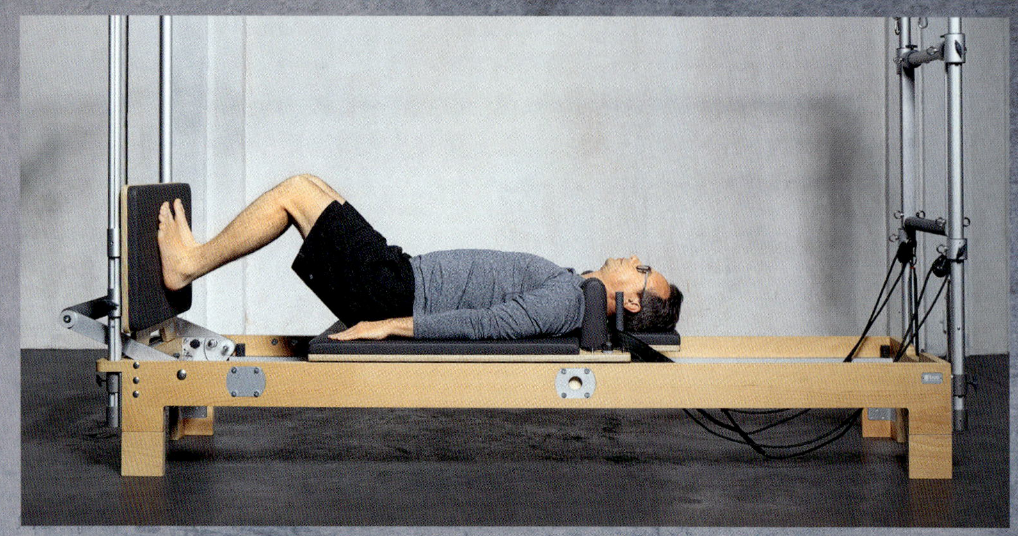

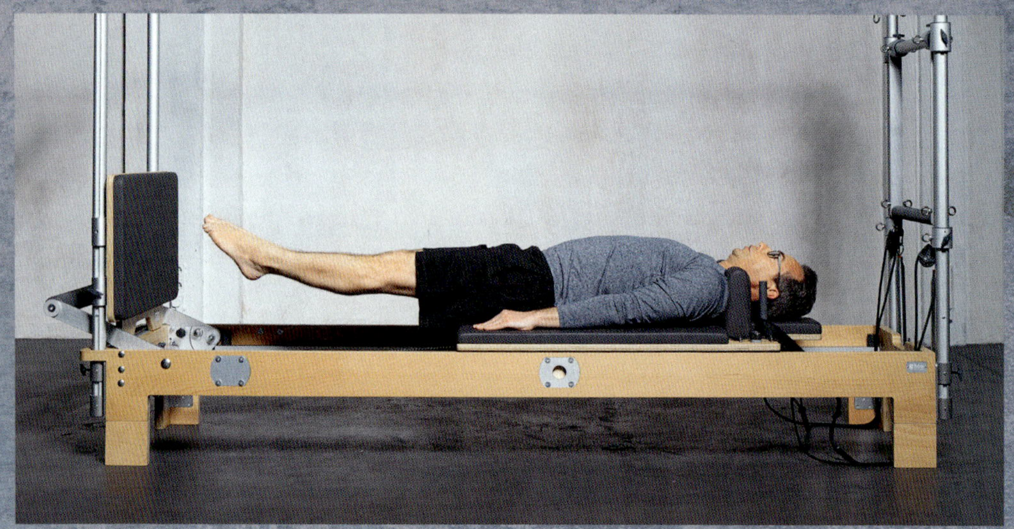

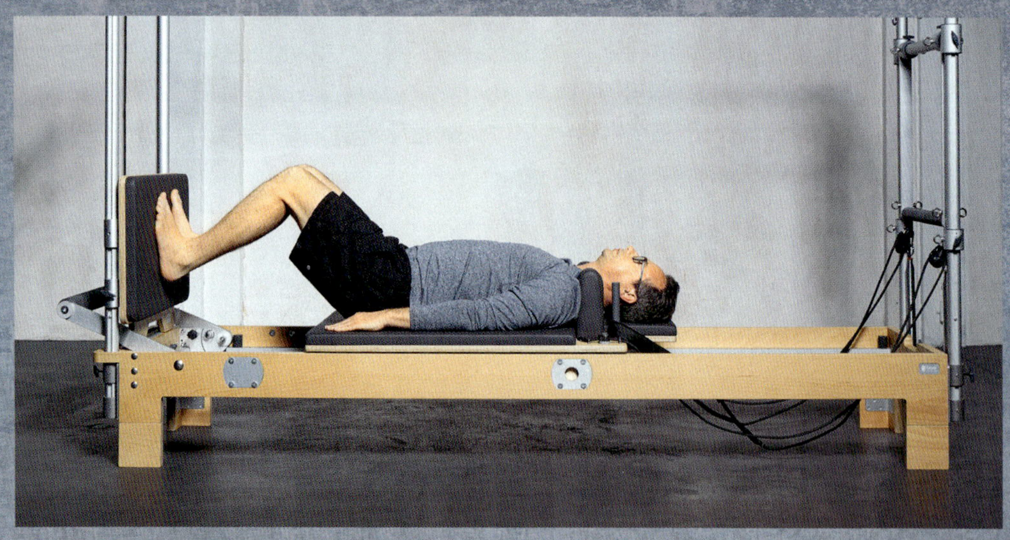

JUMPING PARALLEL

Das A & O der Sprungtechnik

»Wer sich keinen Parabelflug ins All leisten kann, so wie ich, der kann Schwerelosigkeit auch mit dieser Übung erleben. Man fühlt sich, als wenn man fliegt, kommt aber ganz schnell auf den Boden der Tatsachen, sprich aufs Brett. Und da ist es wichtig, die Füße so sanft wie möglich, aber ganz aufzusetzen. Und vor allem gleichmäßig. Jeder hat ja ein Sprungbein und ein Standbein. Wenn man diese Übung zum ersten Mal macht, kriegt man ganz schnell raus, welches welches ist. Und da gilt es, eine Symmetrie hinzubekommen, denn nur so bleibt man in seiner Achse. Die Übung sieht viel leichter aus, als sie ist, aber das trifft ja leider auf fast jede Pilates-Übung zu. ;-)«

KURZ & BÜNDIG

Ausgangsposition: Rückenlage, Füße parallel und hüftbreit auf Sprungbrett, Fersen drücken runter, Beine gebeugt
Federwiderstand: leicht bis mittel
Bewegungsablauf: beim Ausatmen nach hinten wegdrücken (abspringen), Beine und Füße strecken, beim Einatmen Beine beugen, auf Füßen landen

ÜBUNG IM DETAIL

Mit dem Ausatmen drückst du dich vom Sprungbrett weg und springst ab. Die Beine und Füße werden dabei parallel zueinander gehalten und in der Luft gestreckt. Mit dem Einatmen landest du mit den Füßen auf dem Sprungbrett, wobei du kontrolliert durch diese abrollst und am Schluss die komplette Fußsohle auf dem Brett steht. Der Rumpf und das Becken werden absolut stabil gehalten.

10 bis 20 Wiederholungen

WOZU DIESE ÜBUNG?
Hier wird Absprung und Landung eines Sprunges trainiert. Durch die Unterstützung der Federn hat man die Möglichkeit, sehr präzise zu arbeiten, weil man länger in der Luft ist und bei der Landung nicht das komplette Körpergewicht abfangen muss.
Vielen Sportlern fehlt eine ausgewogene Sprungtechnik. Das kann fatale Folgen haben, wenn man bedenkt, dass bei vielen Sportarten wie bei Leichtathletik, Basketball, Fußball etc. viel gesprungen wird.

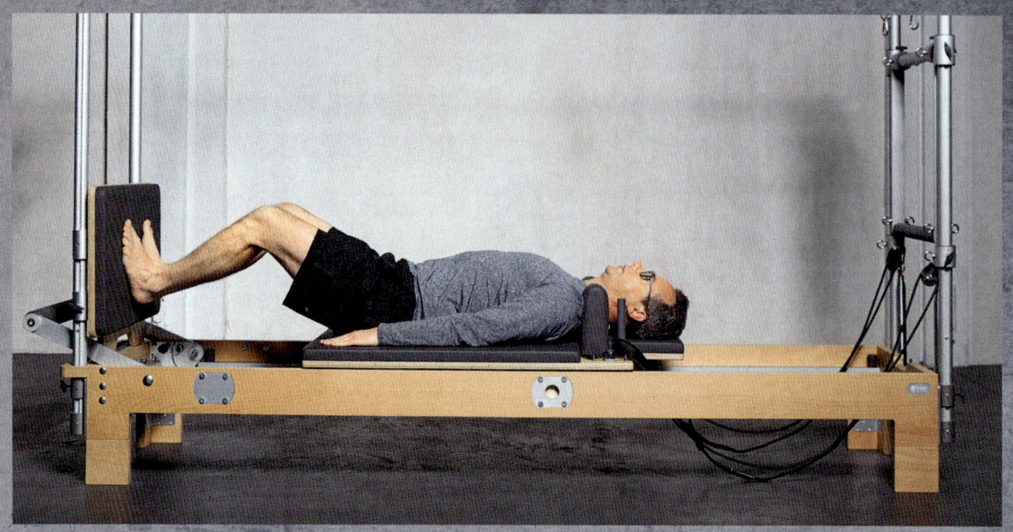
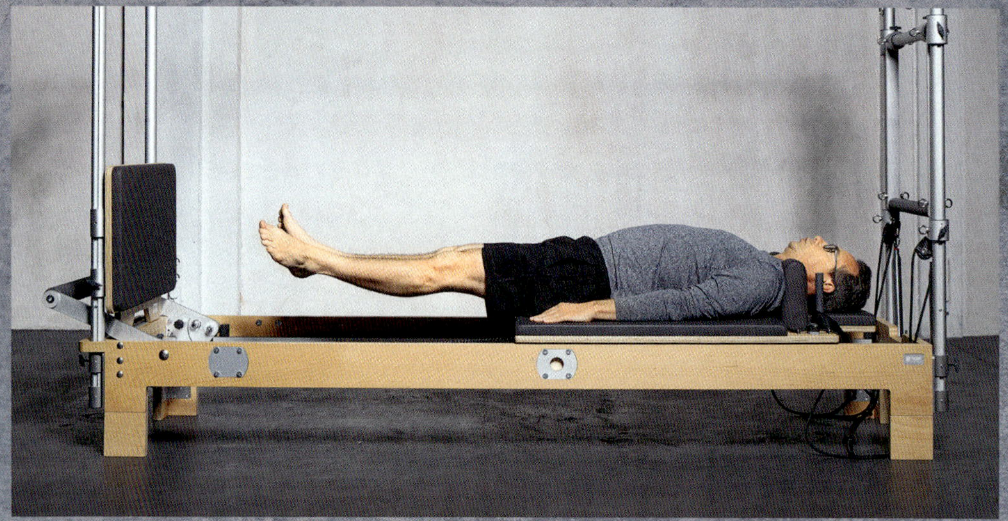
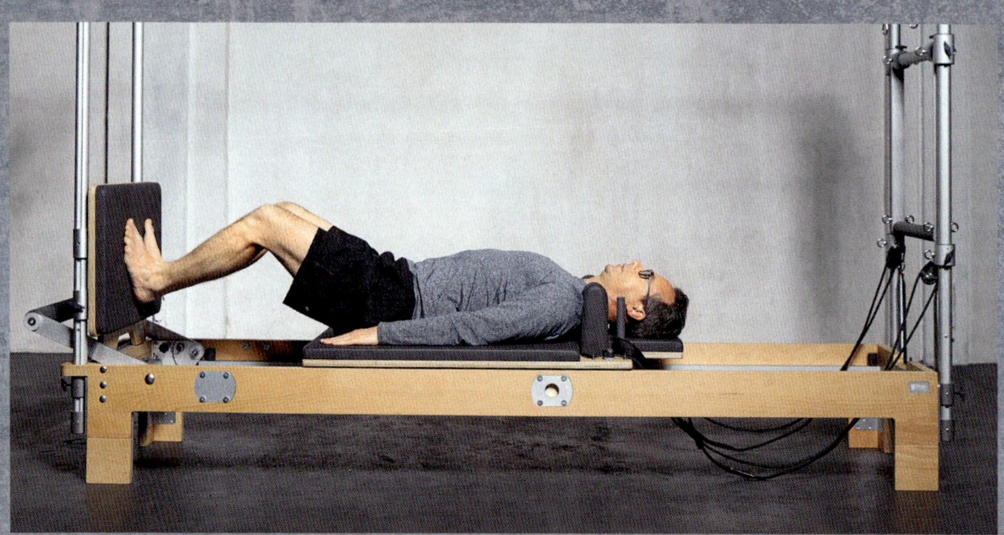

JUMPING V POSITION

Stabilität in den Beinen

KURZ & BÜNDIG

Ausgangsposition: Rückenlage, Füße in V-Position, Fersen drücken runter, Beine sind gebeugt
Federwiderstand: leicht bis mittel
Bewegungsablauf: beim Ausatmen nach hinten wegdrücken, Beine und Füße strecken, abspringen, beim Einatmen Beine beugen, auf Füßen landen

ÜBUNG IM DETAIL

Mit dem Ausatmen drückst du dich vom Sprungbrett weg. Die Beine und Füße werden dabei in der V-Position zusammengedrückt und in der Luft gestreckt. Mit dem Einatmen landest du mit den Füßen auf dem Sprungbrett, wobei du kontrolliert durch diese abrollst und am Schluss die komplette Fußsohle auf dem Brett steht. Der Rumpf und das Becken werden absolut stabil gehalten.

10 bis 20 Wiederholungen

WOZU DIESE ÜBUNG?
Absprung und Landung werden geübt, dieses Mal in der V-Position, was die Beininnenseiten mehr trainiert und die Stabilität der Außenseite der Unterschenkel herausfordert, um Verletzungen zu vermeiden.

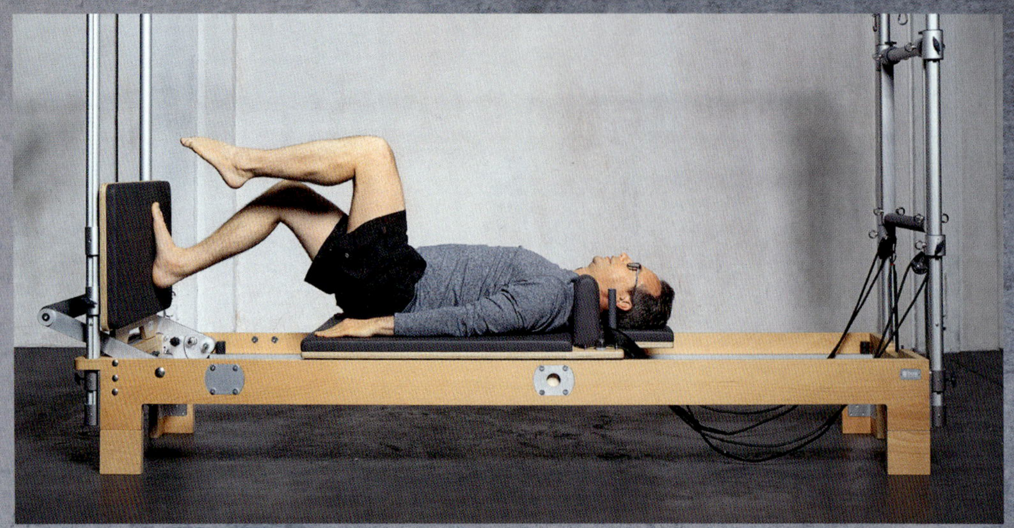
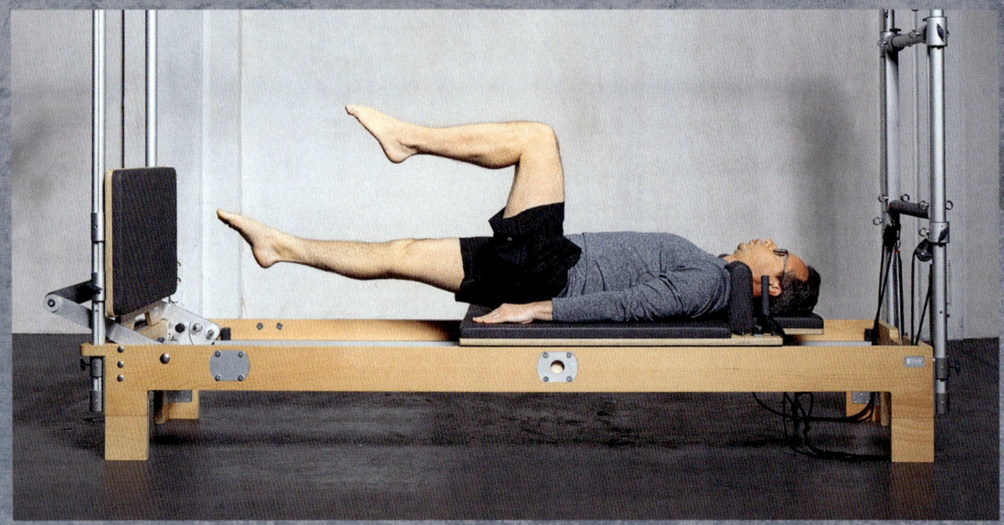
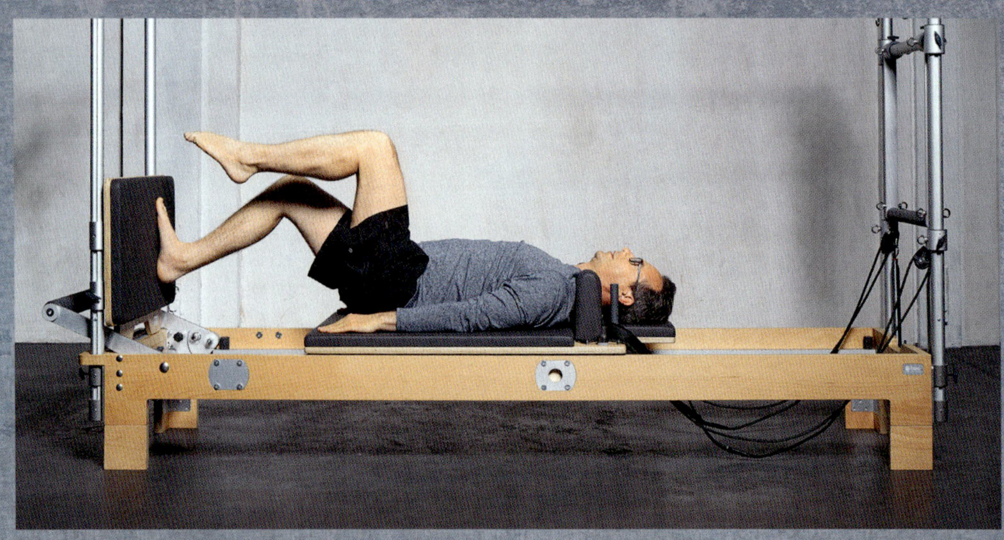

JUMPING SINGLE LEG PARALLEL

Bein-Balance

KURZ & BÜNDIG

Ausgangsposition: Rückenlage, Becken gerade, Beine parallel, ein Fuß auf dem Sprungbrett, Ferse drückt runter, ein Bein 90 Grad gebeugt
Federwiderstand: leicht bis mittel
Bewegungsablauf: beim Ausatmen nach hinten wegdrücken, Bein und Fuß strecken, abspringen, beim Einatmen Bein beugen, auf Fuß landen

ÜBUNG IM DETAIL

Mit dem Ausatmen drückst du dich vom Sprungbrett weg. Das Bein und der Fuß werden in der Luft gestreckt. Das andere Bein bleibt im 90-Grad-Winkel gebeugt. Während des Einatmens landest du mit dem Fuß auf dem Sprungbrett, wobei du kontrolliert abrollst und am Schluss die komplette Fußsohle auf dem Brett steht. Der Rumpf, das Becken und das 90 Grad gebeugte Bein werden stabil gehalten.

10 bis 20 Wiederholungen

WOZU DIESE ÜBUNG?
Hier wird Absprung und Landung auf einem Bein trainiert. Sehr wichtig für Sportarten wie Weitsprung, Hürdenlauf, Hochsprung.

Lateral Flexion – Seitneigung und Drehung

Seitliche Bewegungen und Drehbewegungen im Oberkörper kommen im Alltag und im Sport ständig vor. Ich finde, dass diese Art der Bewegung im Fitness-Training leider oft vernachlässigt wird. Ein Ziel des Pilates-Trainings ist es, Bewegungen des Alltags unter der Kontrolle eines erfahrenen Trainers zu üben, um herauszufinden, welche Bewegungsmuster vorhanden sind, um diese anschließend zu optimieren.

Es gibt in jedem BASI© Pilates-Trainings-Programm mindestens eine Übung in dieser Bewegungsrichtung der Wirbelsäule. Das macht nicht nur eine knackige Taille – ja, meine lieben Männer, meiner Erfahrung nach achtet ihr extrem darauf, auch dort knackig zu sein –, sondern diese Art der Wirbelsäulen-Bewegung ist auch sehr wichtig, um in allen Wurf- und Schlagsportarten zu glänzen. Oft sehe ich hier Ausweichbewegungen mit Armen und Schultern, oder alles wird mit Schwung geturnt. Bei so einer schlechten Ausführung leidet die Effektivität der Übung natürlich extrem.

Das ist der Moment, in dem du denkst: »Na, so schwer ist das ja nicht.« Halt! Überprüfe direkt mal, ob die Ausgangsposition korrekt ist. Initiierst du die Bewegung wirklich aus der Taille, oder ist es der Nacken? Womöglich hast du Schwung genommen? Hier hilft die Vorstellung, sich lang aus dem Körperzentrum herauszuziehen, sozusagen mit dem Scheitelpunkt in die eine Richtung und mit dem Fuß in die Gegenrichtung. Und immer schön langsam!

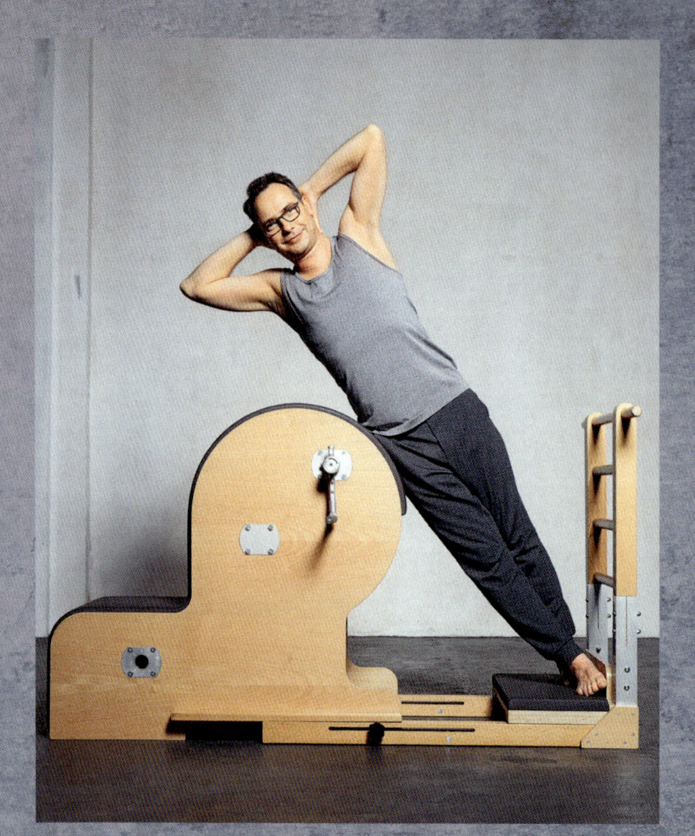
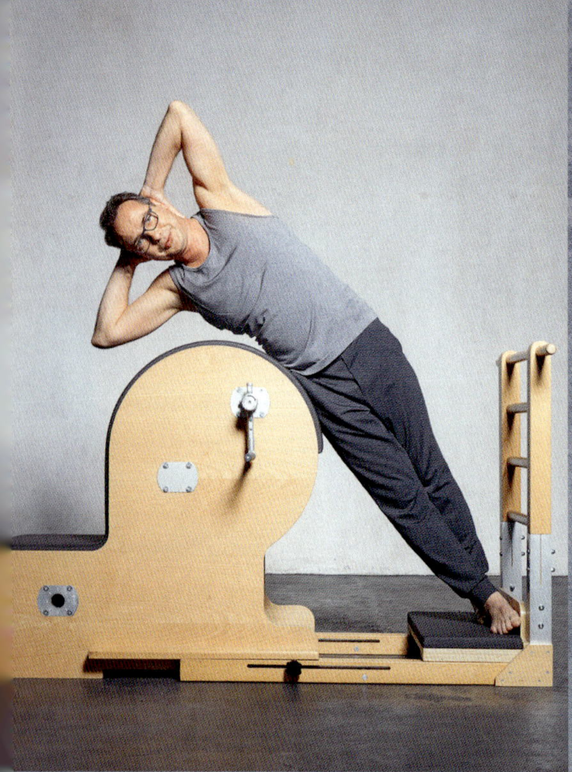
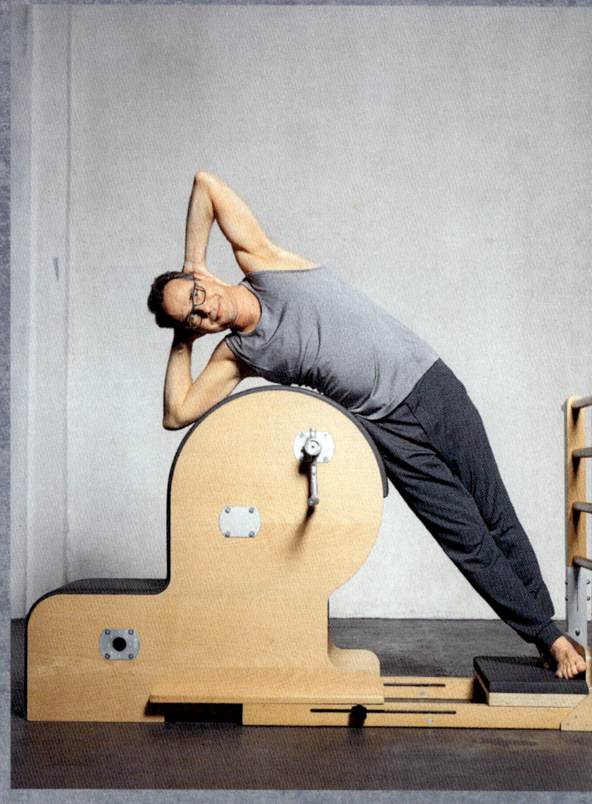

SIDE OVER PREP

Die straffe Taille

»Wenn man Männer unterschiedlicher Generationen nach ihren Problemzonen befragt, kommen fast immer dieselben drei Antworten: Bauch, Haare und Hüftspeckrollen. Gegen den Bauch gibt's die richtige Ernährung. Haare kann man sich einfach abrasieren. Nie war eine Glatze angesagter als jetzt. Und die Haltegriffe an den Hüften bekämpft man sehr effektiv mit dieser Übung. Aber auch hier ist das Geheimnis: langsam und ohne Schwung. Die Bewegung kommt aus den seitlichen Bauchmuskeln. Ihr werdet sehen, nach ein paar Wochen sind die Lovehandles weg!«

KURZ & BÜNDIG

Ausgangsposition: Stand seitlich zum Barrel, Becken angelehnt, Füße auf unterer Sprosse, inneres Bein vorn, Körper diagonal, Hände hinter Kopf, Finger verschränkt

Bewegungsablauf: beim Einatmen den Oberkörper zur Seite neigen, beim Ausatmen Oberkörper in Diagonale anheben

ÜBUNG IM DETAIL

Mit dem Einatmen senkst du den Oberkörper seitlich über die Rundung des Gerätes ab, um mit dem Ausatmen zurück in die Diagonale zu kommen. Das Becken bleibt dabei stabil und du initiierst die Bewegung ganz gezielt aus der Taille. Führe die Übung sehr langsam und kontrolliert aus.

5 bis 12 Wiederholungen

WOZU DIESE ÜBUNG?

Durch diese Übung kannst du deine seitlichen Bauchmuskeln und die Taille straffen. Dieser Bereich ist auch bei Männern eine Problemzone und braucht viel Aufmerksamkeit und gezieltes Training.

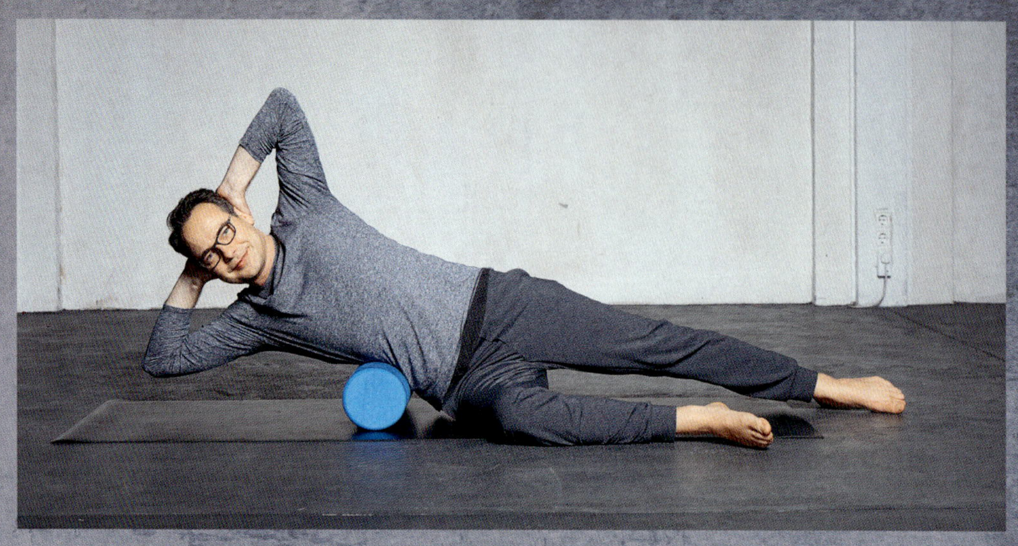

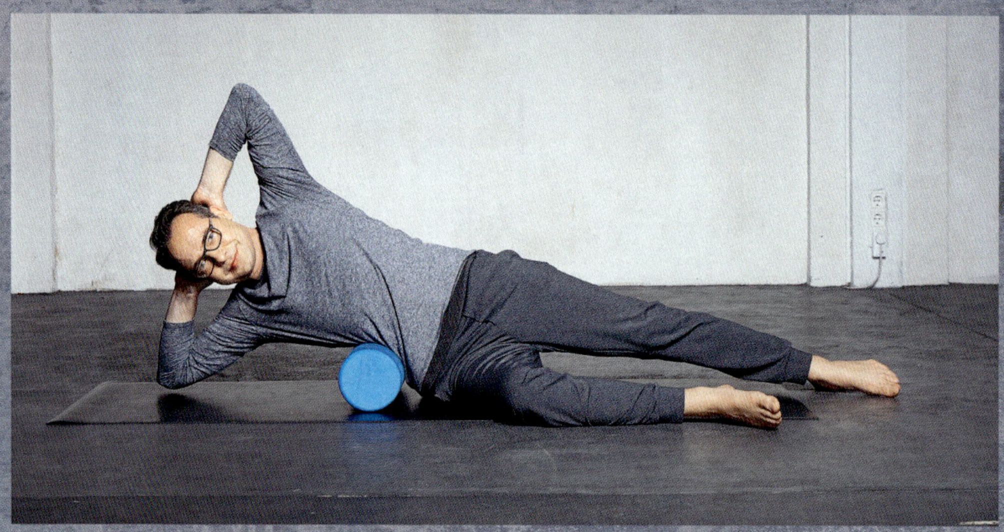

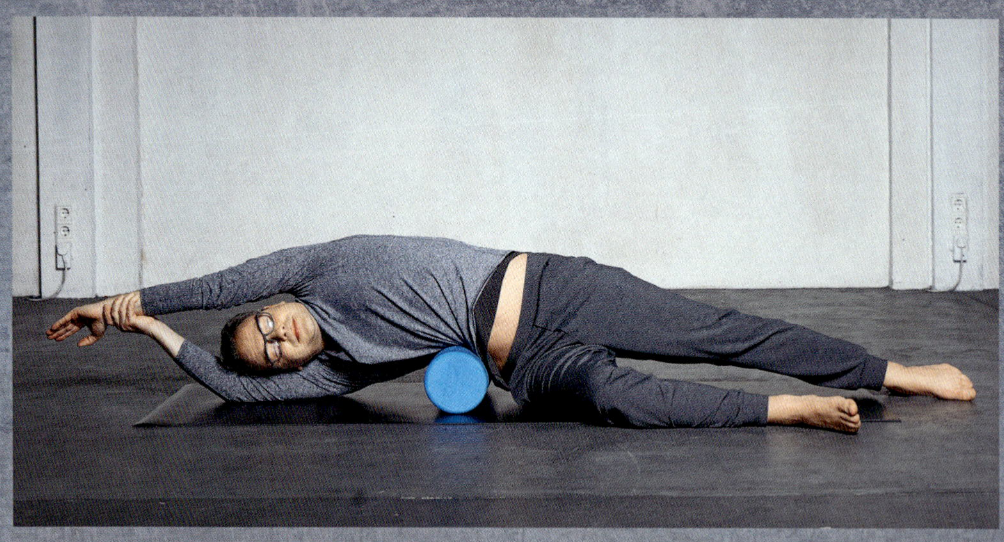

SIDE OVER PREP »TO GO«

Der gesunde und fitte Rumpf

KURZ & BÜNDIG

Ausgangsposition: den mittleren Brustkorb seitlich über die Rolle legen, Hände hinter dem Kopf, Finger verschränkt, Ellenbogen seitlich, unteres Bein 90 Grad gebeugt, oberes Bein seitlich in Linie mit Hüftgelenk ausgestreckt und parallel
Bewegungsablauf: beim Einatmen Rumpf absenken, beim Ausatmen Rumpf seitlich in Diagonale heben

ÜBUNG IM DETAIL

Mit dem Einatmen senkst du den Oberkörper seitlich über die Rolle ab. Mit dem Ausatmen hebst du den Oberkörper in eine Diagonale an. Dabei wird die Bewegung aus deiner Taille initiiert. Der Nacken bleibt lang. Außerdem bleibt das Becken stabil, genauso wie das ausgestreckte Bein.
Am Schluss kommt die Belohnung: Bleib unten, und zieh mit der unteren Hand an dem oberen lang ausgestreckten Arm, und atme ein paar Züge tief ein und aus. Was für eine Wohltat!

5 bis 12 Wiederholungen

WOZU DIESE ÜBUNG?
Zu einem gesunden und fitten Rumpf gehören starke schräge Bauchmuskeln und viereckige Lendenmuskeln. Diese Übung kräftigt und dehnt diesen Bereich. Außerdem straffst und formst du die Taille.

Back Extension – Rücken

Manchmal denke ich, dass dieser Block der wichtigste ist. Ein Großteil unseres Alltags findet nach vorn ausgerichtet und in einer gebeugten Haltung statt. Wir sitzen stundenlang am Computer und lehnen uns dabei leicht nach vorn. Vielleicht denkt man am Anfang noch daran, aufrecht zu sitzen, aber nach einer Weile wird der Rücken müde und alles ist vergessen. Wenn das nur das Einzige wäre. Jeder schaut zudem noch ständig auf sein Handy. Immer schön den Kopf nach vorn geschoben, mit hängenden Schultern und einem runden Rücken. Es ist ein ziemlich jämmerlicher Anblick und hat mit stolzer Männlichkeit herzlich wenig zu tun. Wir brauchen unbedingt die Gegenrichtung. Also Jungs, jetzt ist die Rückenstreckung dran. Es gibt im Pilates-Repertoire viele Übungen dieser Art. Diese drei sind ein kleiner Anfang. Genieße, wie dein Rücken mal in die andere Richtung bewegt wird und sich dadurch auch noch die Vorderseite der Schultern öffnet. Außerdem brauchst du die Rückenmuskeln als Gegenspieler zu den Bauchmuskeln, um einen starken Rücken zu haben. Ein breites Kreuz hat doch jeder Mann gerne, oder!?

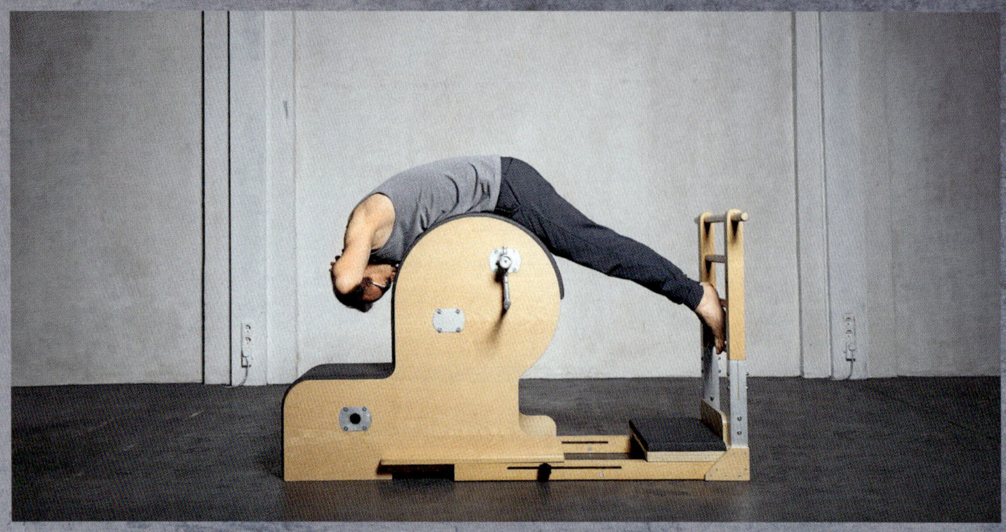

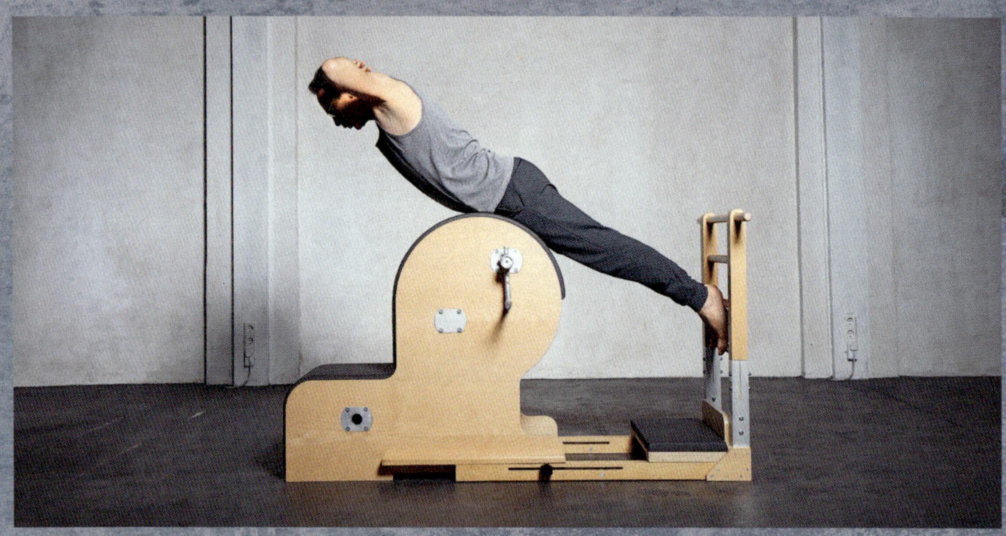

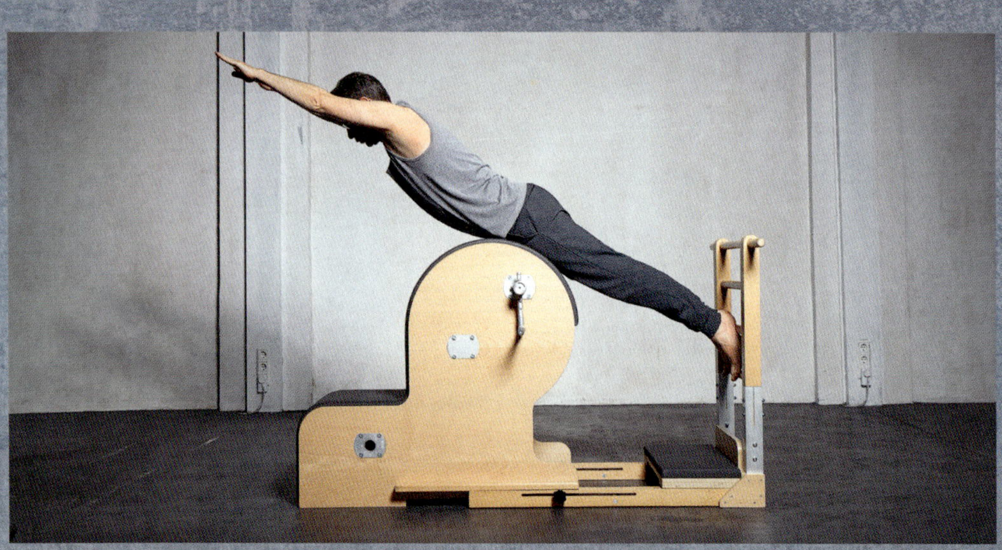

SWAN PREP
Die starke Rückenmuskulatur

»Diese Übung sieht aus, als wenn Superman sie jeden Morgen vor dem Spiegel macht. Man liegt am Ende der Übung gerade und gestreckt wie ein Brett über dem Arm Chair. Bis es so weit ist, muss aber der komplette Rücken Vollgas geben und die Bauchmuskeln ebenso. Ganz wichtig für Männer: Vor dieser Einheit alles gut sortieren, denn sonst könnte es schmerzen. Man liegt schließlich mit dem kompletten Körpergewicht auf ganz empfindlichen Stellen.«

KURZ & BÜNDIG

Ausgangsposition: Bauchlage auf Barrel, Zehen auf unterer Sprosse, Fersen zusammen und auf die zweite Sprosse in kleiner V-Position, Hände hinterm Kopf, Finger verschränkt

Bewegungsablauf: beim Einatmen Oberkörper in eine Diagonale mit Beinen heben, beim Ausatmen Arme über Kopf strecken, beim Einatmen Hände hinter den Kopf, beim Ausatmen Oberkörper absenken

ÜBUNG IM DETAIL

Mit dem Einatmen hebst du den Oberkörper in eine diagonale Linie zu den Beinen. Mit dem Ausatmen streckst du die Arme über Kopf nach vorn, um mit dem Einatmen die Hände wieder hinter dem Kopf zu verschränken und dann den Oberkörper mit dem Ausatmen abzusenken. Das Schambein wird die ganze Zeit in den Barrel gedrückt. Spanne die Bauchmuskeln an, um den unteren Rücken zu schützen.

WOZU DIESE ÜBUNG?

Eine starke Rückenmuskulatur ist genauso wichtig, um den Rumpf zu stabilisieren, wie eine starke Bauchmuskulatur. Damit du sportlich aktiv und verletzungsfrei bleibst, muss eine Balance zwischen Rumpfbeugern und Rumpfstreckern da sein. Hier sind die Strecker dran.

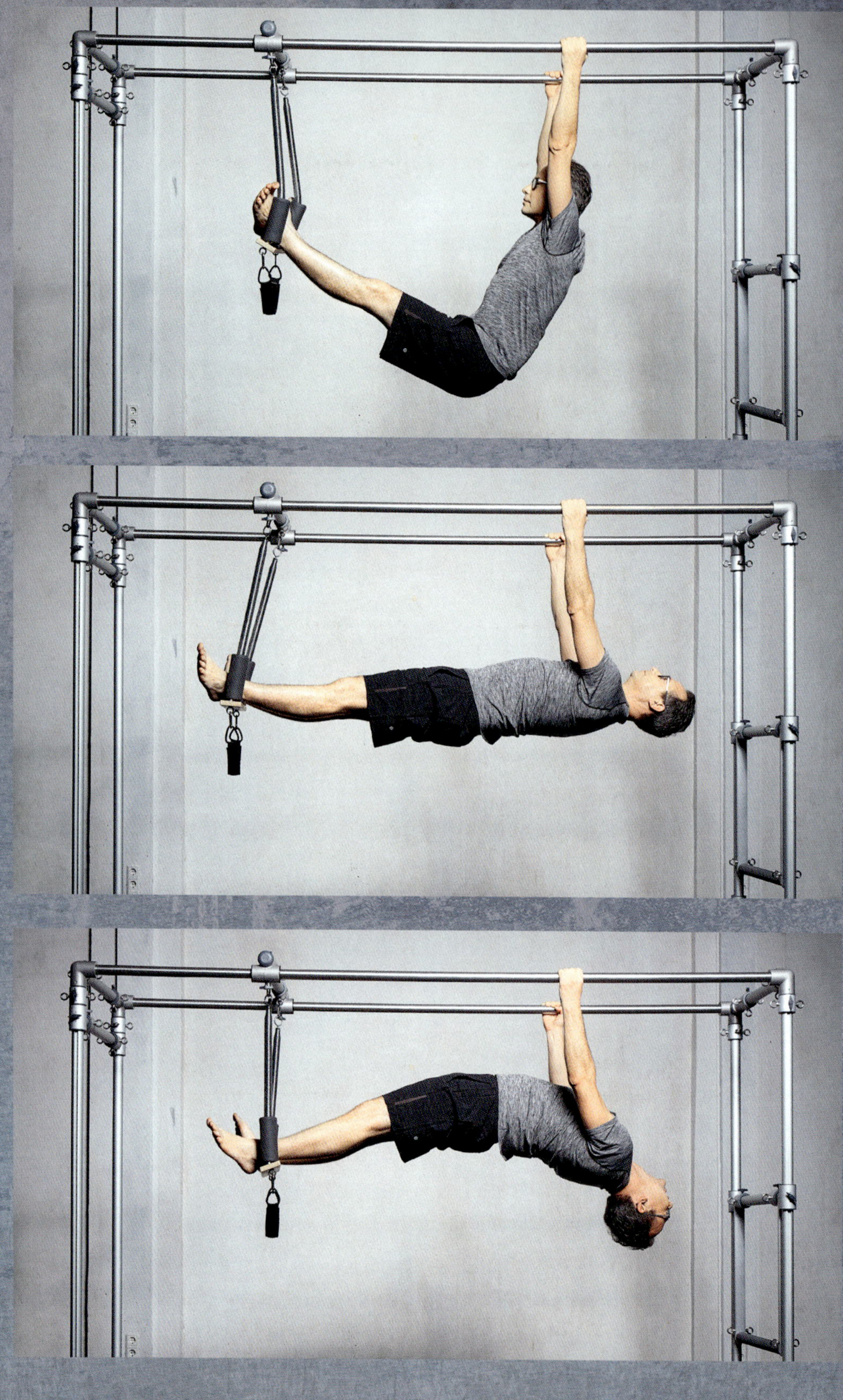

HANGING BACK

Rückenmuskeln für Fortgeschrittene

KURZ & BÜNDIG

Ausgangsposition: obere Querstangen des Cadillac halten, Beine gestreckt und ausgedreht, Füße geflext auf dem Trapez

Bewegungsablauf: beim Ausatmen werden Becken und Wirbelsäule hochgerollt, bis sie parallel zum Boden ausgerichtet sind, beim Einatmen wird die Wirbelsäule gestreckt, beim Ausatmen zurück zur parallelen Linie kommen und danach zur Anfangsposition

ÜBUNG IM DETAIL

In der Anfangsposition zeigt das Steißbein in Richtung Matte. Du fängst an, ausatmend vom Becken her hochzurollen, bis der Körper wie ein Brett parallel zum Boden ausgerichtet ist. Während du einatmest, bewegst du die Wirbelsäule in eine Streckung, wobei du von der Brustwirbelsäule aus beginnst. Damit die Halswirbelsäule am Schluss der Bewegung nicht überstreckt wird, führst du den Blick zur gegenüberliegenden Wand.

3 bis 6 Wiederholungen

WOZU DIESE ÜBUNG?
Diese fortgeschrittene Übung trainiert die Rückenmuskeln und dehnt die Brustmuskulatur. Sie ist perfekt, um die Trainingsstunde voller Elan abzuschließen. Wenn du noch Kraft in den Armen hast, bleibe nach der letzten Wiederholung in der Brettposition und übe noch ein paar Pull Ups, ist cool und macht einfach Spaß.

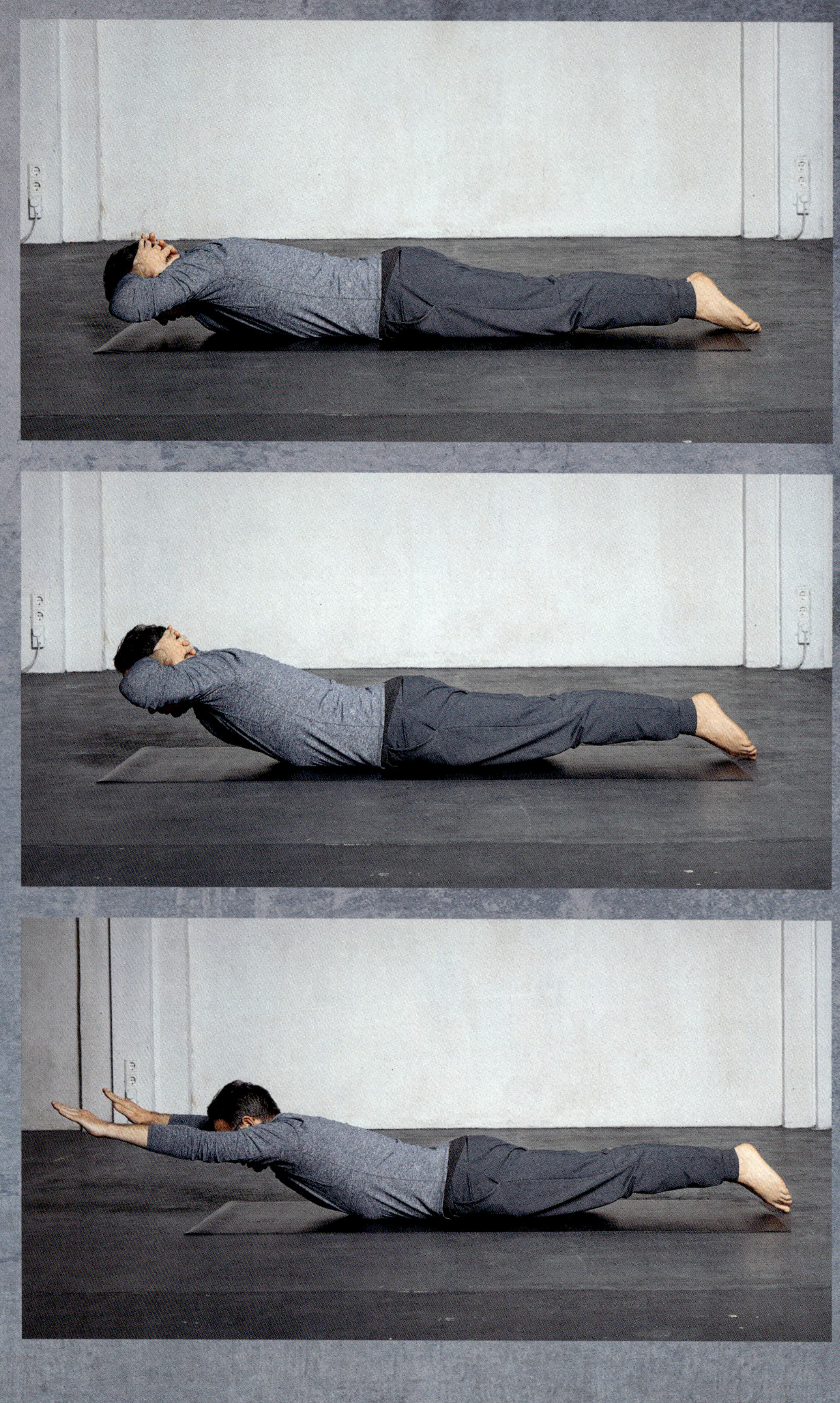

SWAN PREP »TO GO«

Der stabile Rücken

KURZ & BÜNDIG

Ausgangsposition: Bauchlage auf Matte, Hände hinter Kopf, Finger verschränkt
Bewegungsablauf: beim Einatmen Oberkörper anheben, beim Ausatmen Arme über Kopf strecken, beim Einatmen Hände hinter den Kopf, beim Ausatmen Oberkörper absenken

ÜBUNG IM DETAIL

Mit dem Einatmen hebst du den Rücken an. Mit dem Ausatmen streckst du die Arme nach vorn über den Kopf, um mit dem Einatmen die Hände wieder hinter dem Kopf zu verschränken. Mit dem Ausatmen senkst du den Oberkörper wieder ab.
Das Schambein wird die ganze Zeit in die Matte gedrückt. Achte außerdem darauf, dass die Beine in Hüftbreite auf der Matte bleiben. Spanne die Bauchmuskeln an, um den unteren Rücken zu schützen, und halte einen großen Abstand zwischen Schultern und Ohren, um Ausweichbewegungen im Schulterbereich zu vermeiden.

5 bis 10 Wiederholungen

WOZU DIESE ÜBUNG?
Um sportlich aktiv und verletzungsfrei im Rücken zu sein, solltest du auch die Rückenmuskeln trainieren. Diese Übung ist auf den ersten Blick genauso wie die Original-Übung auf dem Barrel. Dadurch, dass du flach auf der Matte liegst und nichts hast, um die Beine festzuklemmen, ist sie allerdings um einiges fortgeschrittener.

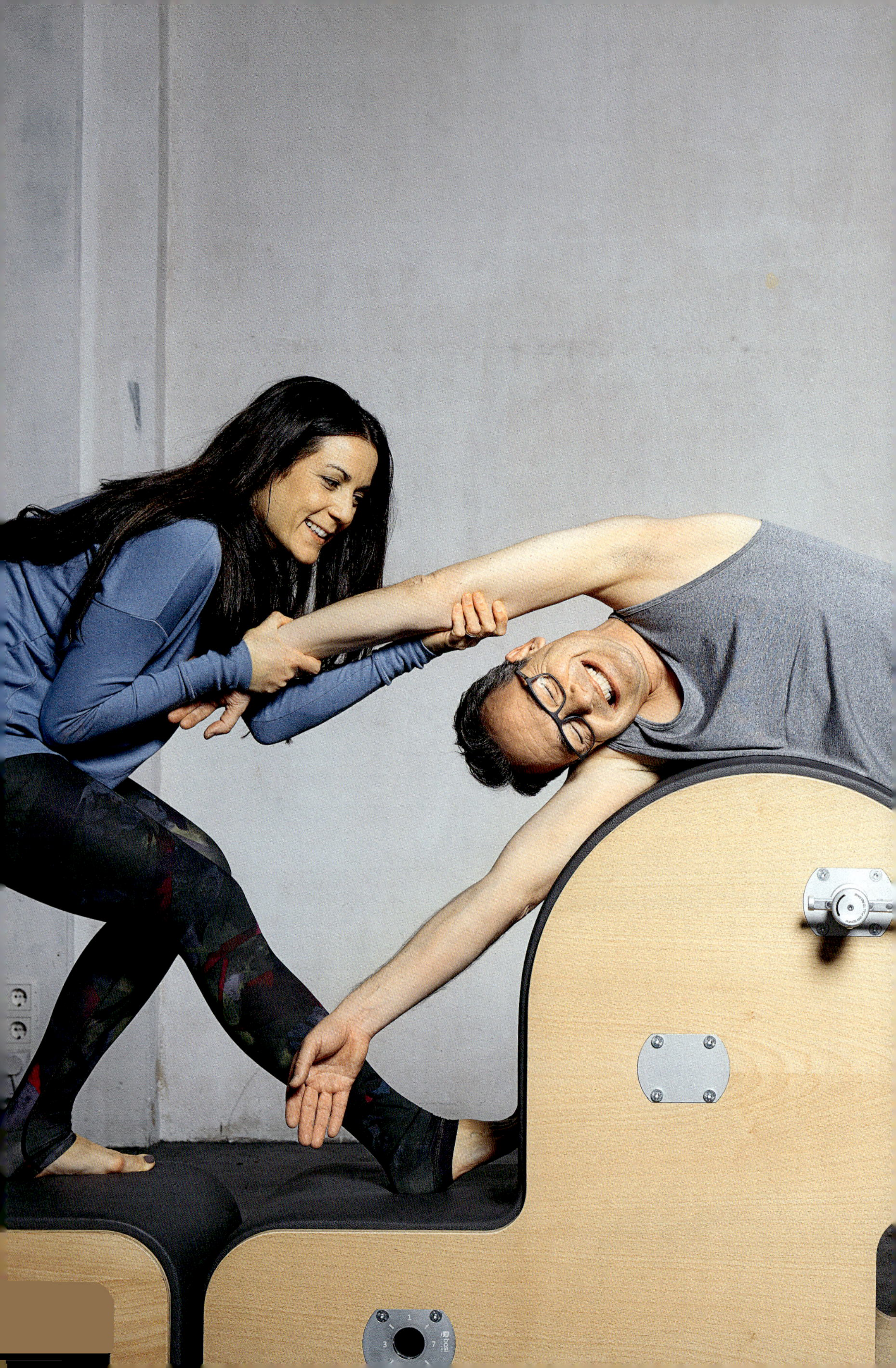

»We never stop! Pilates im Alltag«

4

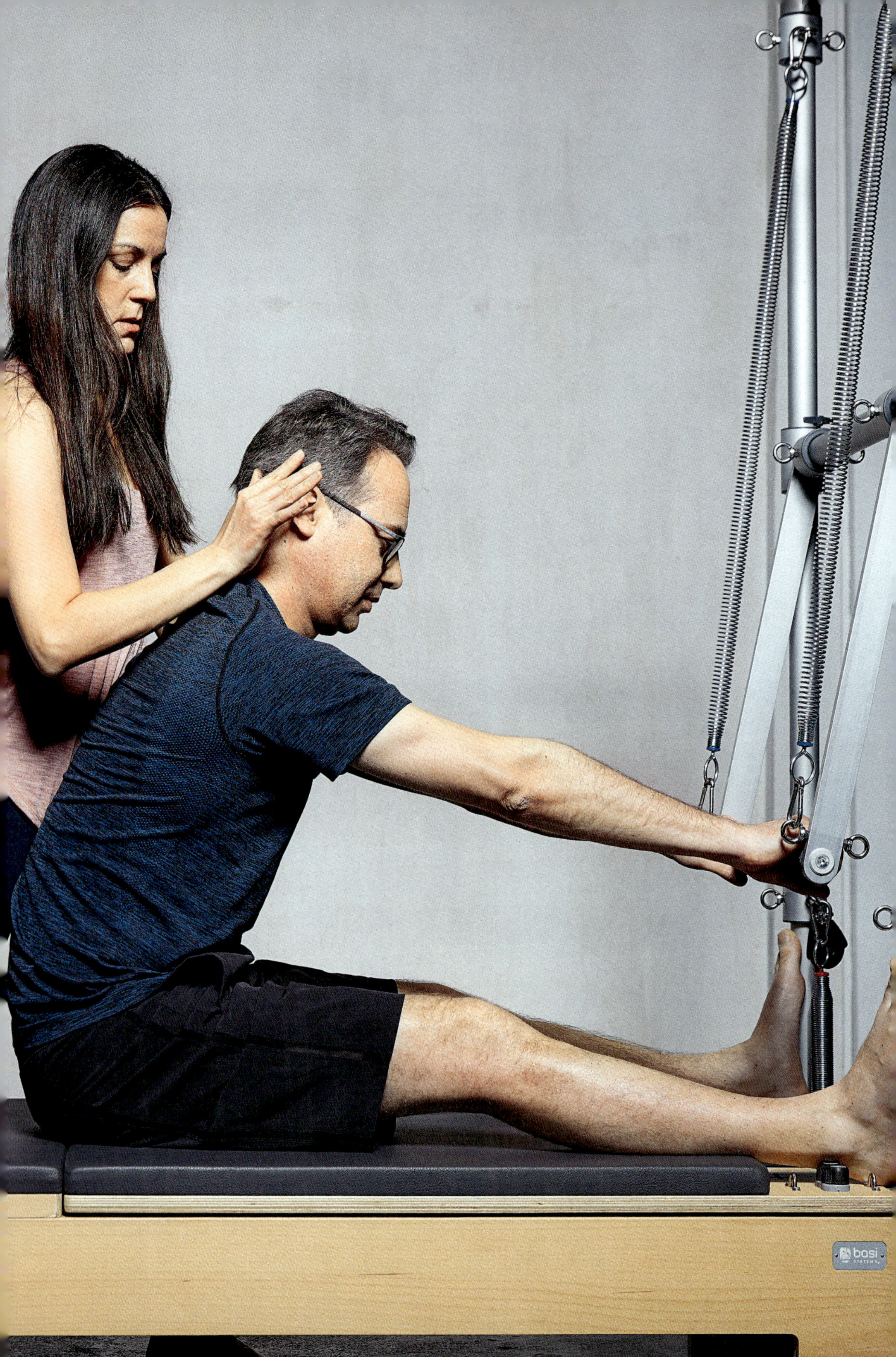
basi

Yes, I did it! Die Urkunde mit diesem Slogan hängt immer noch in meinem Kinderzimmer. 1991 bin ich aus 65 Metern Höhe Bungee gesprungen. Von einem großen Kran direkt über dem Marktplatz von Blomberg. Das klingt jetzt nicht wahnsinnig spektakulär, war es für mich aber. Und auch für meine Eltern. Denen hatte ich von meiner Mutprobe nichts verraten, sondern ihnen danach einfach grinsend eine Videokassette in die Hand gedrückt. Ein Kumpel hatte mich begleitet und die Aktion gefilmt.

Yes, I did it again! So fühle ich mich jetzt nach diesem Fotoshooting. Zwar ist ein Pilates-Buch vom Adrenalinpegel her etwas anderes als ein Bungeesprung, aber der Körper empfindet ähnliche Erleichterung. Drei Tage lang habe ich jeweils acht Stunden nonstop Übungen absolviert. Und im Vorwort hatte ich ja angedeutet, wie viel Muskelkater ich manchmal schon nach einer Stunde am nächsten Tag habe. Wie gut, dass Mariam mir ab und zu die Krämpfe aus dem Körper gedehnt hat. Aber bringen wir es auf den Punkt: Ich konnte nach dem Shooting eine Woche lang kaum laufen. Doch es hat sich gelohnt. Pilates lohnt sich immer.

Der Sporttrendsetter Joseph Pilates hat mal gesagt: »Nach den ersten 10 Stunden fühlt man einen Unterschied, nach 20 Stunden sieht man einen Unterschied, und nach 30 Stunden hat man einen komplett neuen Körper.« Da ist sehr viel Wahres dran. Als ich mit Pilates anfing, habe ich nicht geglaubt, dass sich mein Körper mit 40 Jahren noch großartig verändern könnte. Aber er tat es. Der größere Bewegungsradius meiner Muskeln und die Körperstabilität, die ich nun besitze, sind ein Riesenvorteil für jede andere Sportart. Früher merkte ich nach vier Aufschlagspielen meinen Tennisarm. Die Schulter machte zu. Jetzt spüre ich dort auch nach drei Sätzen keine Schmerzen mehr. Wenn ich damals mehr als drei Stunden Ski gefahren bin, waren meine Oberschenkel übersäuert. Heute kann ich ohne Probleme eine Tour mit 50 Pistenkilometern absolvieren.

Ein Regisseur bemerkte vor ein paar Jahren: »Du stehst ganz verändert vor der Kamera. Deine ganze Körperhaltung ist irgendwie anders. Machst du was Neues?«

»Ja, seit einiger Zeit Pilates.«

»Nee, jetzt mal ohne Witz ...«

»Ist keiner!«

Schon hatte ich den Nächsten überzeugt. Er macht Pilates jetzt mehrmals die Woche. Das sind Veränderungen und Reaktionen aus meinem direkten Umfeld. Ich möchte aber niemanden bekehren oder einen Aufklärungsfeldzug starten. Ich möchte nur meine ganz persönlichen Erfahrungen weitergeben und aufzeigen, dass es sich lohnt, wenn man sich präventiv um seinen Körper kümmert. Wer gerne und viel Sport macht und den auch noch viele Jahre weiter schmerzfrei betreiben will, egal in welchem Alter, für den ist Pilates genau das Richtige.

Es gibt so viele Menschen mit chronischen Rückenproblemen. Die typische Bürojobkrankheit eben. Ich könnte jetzt viele Statistiken dazu bemühen, aber die kennt ja jeder selbst zur Genüge. Die große Volkskrankheit heißt Rücken. Wer daran leidet, sollte Pilates mal ausprobieren und wird sehen, wie effektiv diese Methode hilft, seinen Körper wieder beschwerdefrei zu bekommen.

Jetzt sind wir bei der spannenden Frage: *Muss ich denn auch diese Geräte dafür besitzen?* Nein, natürlich nicht. Ich selbst habe weder einen Reformer noch einen Cadillac zu Hause. Man kann in Pilates-Studios gehen, die haben alle genug davon vor Ort. Und ich empfehle, gerade zu Beginn mit einem guten Trainer zu arbeiten, anstatt alleine vor sich hinzuwurschteln. Pilates ist Präzision. Nur wenn man bei den Übungen sofort korrigiert wird, führt man sie auch korrekt aus. *Contrology* heißt das Zauberwort.

Und das ist der Vorteil an den Geräten, die alle mit Federspannung und dem eigenen Körpergewicht funktionieren. Die Federn unterstützen bei den Übungen den Bewegungsablauf, der ja langsam und kontrolliert sein muss. Mir persönlich machen die Übungen auf den Geräten mehr Spaß. Ich glaube aber, das ist einfach ein Männerding. Wir empfinden alles, was nur auf der Matte stattfindet, als eher feminin. Aber das stimmt natürlich überhaupt nicht. Im Gegenteil. Matten-Pilates ist noch viel anstrengender als auf Geräten. Der Support der Federn fällt weg und die eigenen Muskeln müssen noch mehr arbeiten. Aber es ist natürlich unkomplizierter. Deshalb haben wir auch die »to go«-Übungen ins Buch aufgenommen. Jetzt fallen die Ausreden weg wie »Ich würde ja gerne Sport machen, aber ich habe gerade blöderweise meinen Reformer zu Hause vergessen«. Handtuch auf den Hotelfußboden und los geht's!

Dieses Buch wäre ohne viele Menschen nicht entstanden. Ich möchte Danke sagen. In erster Linie bei Mariam! Die beste Pilates-Trainerin, die ich je hatte. Okay, ich hatte bisher auch nur eine. Aber sie macht das so toll, da brauche ich auch mit keiner anderen zu arbeiten. Sie hat überall in der Pilateswelt gearbeitet und bildet selbst Trainer aus. Ob in New York, L. A. oder Istanbul. Sie hat sogar schon *Sting* trainiert. Das merkt man, ich singe jetzt auch viel besser unter der Dusche.

Danke an meine Frau, die mich überredet hat, Pilates mal auszuprobieren. Und für alles andere natürlich auch!

Und danke an die vielen Kollegen, die so herrlich über Pilates abgelästert haben. Sie alle sind schuld, dass es dieses Buch gibt.

Und einen Satz hab ich noch von Joe Pilates: »Wenn man mit 60 eine komplett bewegliche Wirbelsäule hat, ist man 30. Wenn man mit 30 einen komplett steifen Rücken hat, ist man 60.«

In diesem Sinne, wir sehen uns in der Umkleide!

Jetzt drücke ich meinen Eltern statt einer Videokassette also dieses Buch in die Hand. Und die Reaktion wird wahrscheinlich wie damals ausfallen: Was der Junge alles macht …

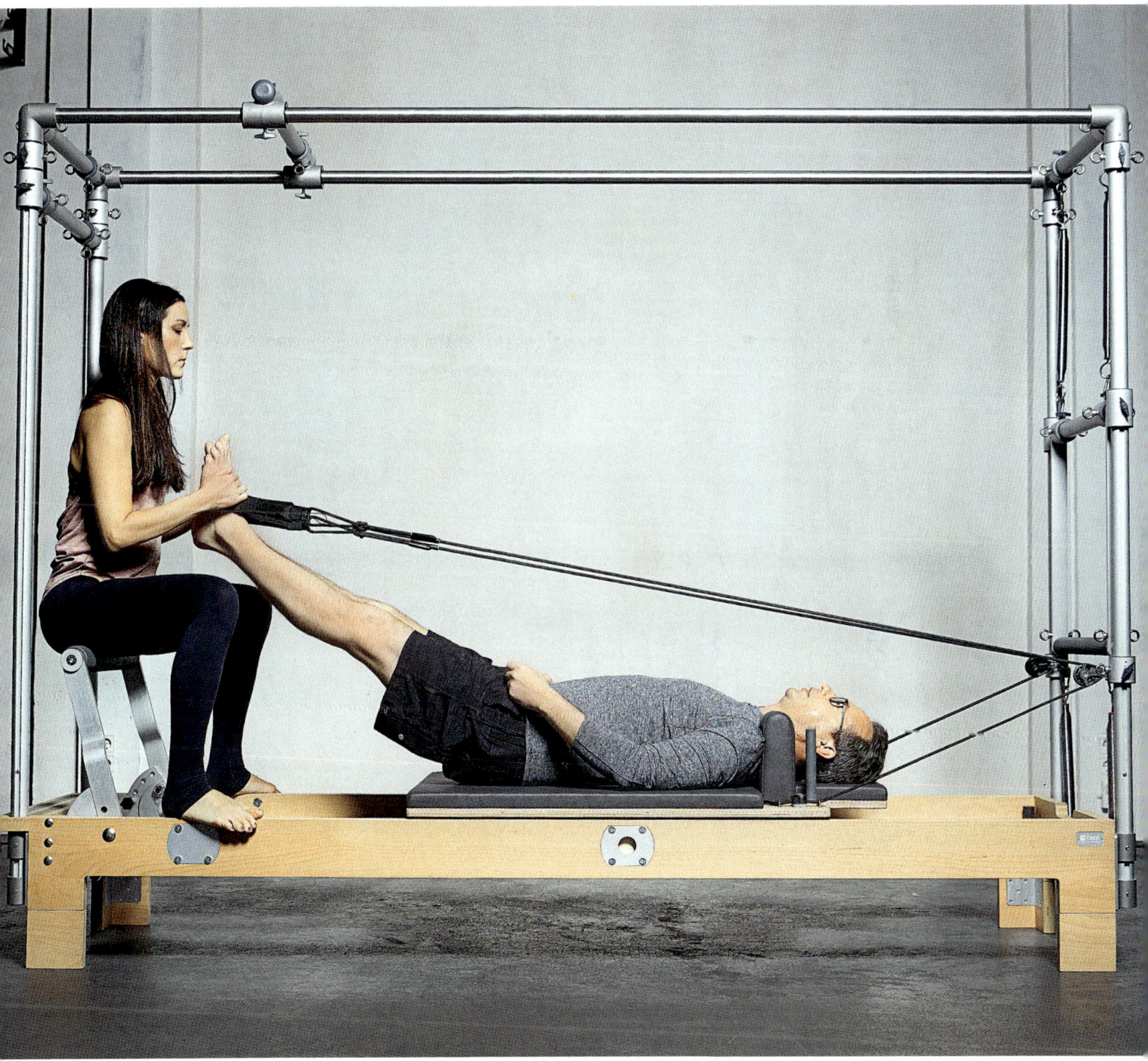

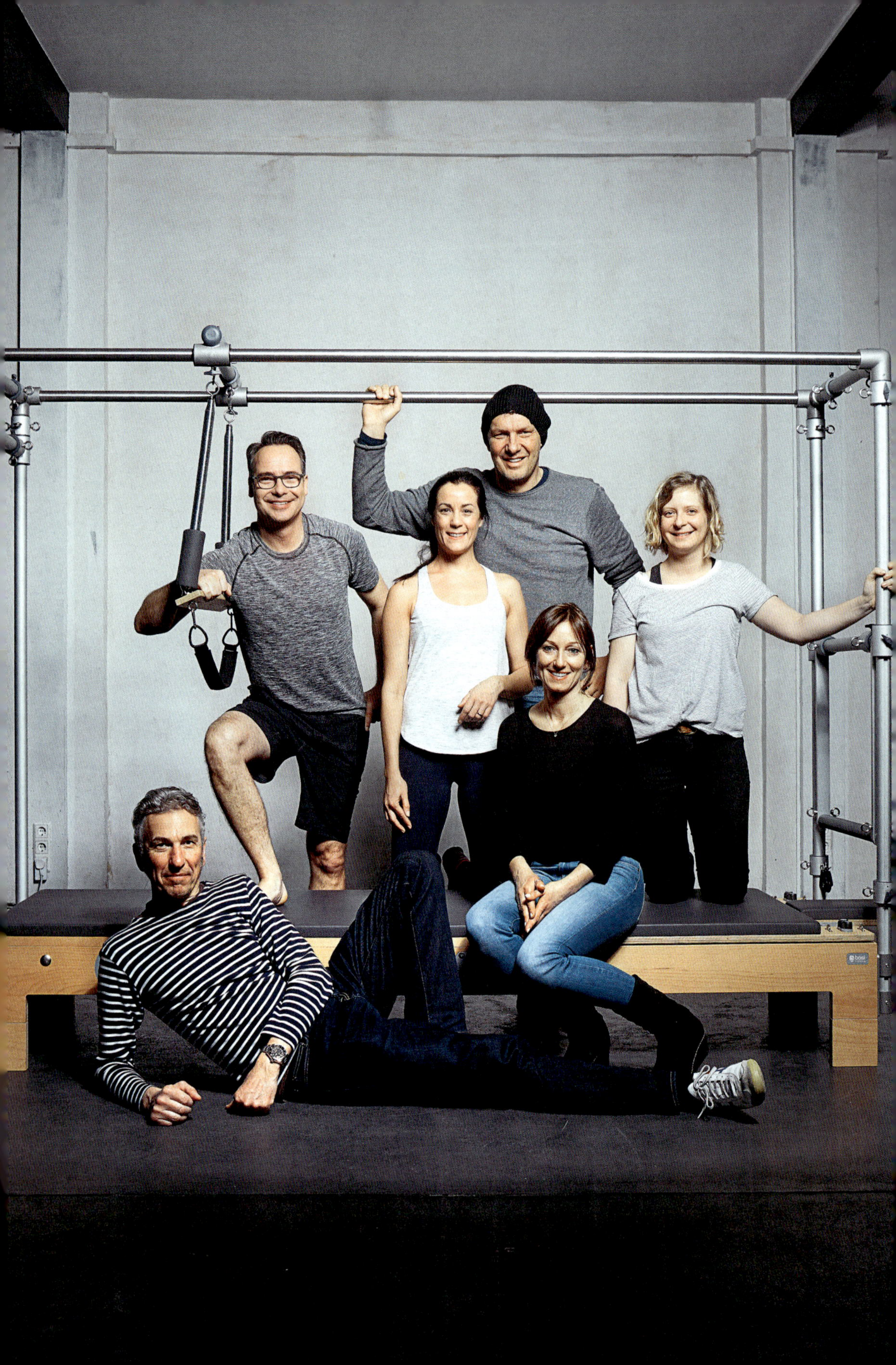

Anhang

5

Übungsverzeichnis nach Trainingseinheiten

ABDOMINAL WORK – BAUCHMUSKELN 76

HIP WORK - HÜFTE 88

SPINAL ARTICULATION - WIRBELSÄULENBEWEGLICHKEIT 98

STRETCHES - DEHNUNGEN 104

FULL BODY INTEGRATION - GANZER KÖRPER 110

Übungsverzeichnis A bis Z